SingLiesel

MIX
Papier aus verantwortungsvollen Quellen
FSC® C014138
FSC www.fsc.org

Impressum:
Druck: FINIDR, Czech Republic
Satz und Umschlaggestaltung: Röser MEDIA GmbH & Co. KG, Karlsruhe
Bildnachweise: Shutterstock.com
ISBN 978-3-944360-91-1

2. Auflage

www.singliesel.de

SingLiesel

Stefanie Helsper

Kompakte Formulierungshilfen für die Dokumentation in der sozialen Betreuung

Einfacher formulieren mit dem „Vier-Punkte-System“

Inhaltsverzeichnis

Vorwort 8

1 Einleitung 10

1.1 Die neuen Qualitätsprüfungen in Pflegeeinrichtungen nach § 114 SGB XI 10

1.2 Veränderungen 11

1.2.1 Interne Qualitätssicherung 12

1.2.2 Externe Qualitätssicherung 13

1.2.3 Die Qualitätsdarstellung 15

1.3 Dokumentation in der sozialen Betreuung 16

1.3.1 Interne Qualitätssicherung: 16

1.3.2 Externe Qualitätssicherung: 16

2 Dokumentationsrahmen für das „Vier-Punkte-System“ 18

2.1 Das Vier-Punkte-System – schnell, transparent und nachhaltig gemäß den QPR dokumentieren 18

2.1.2 Beispielformulierungen nach dem Vier-Punkte-System 20

2.2 Emotionen erkennen, benennen und dokumentieren 22

2.2.1 Mögliche Emotionen und Reaktionen 23

2.2.2 Sonderfall Demenz 29

2.3 Rege oder „schlafende“ Teilnahme an den Angeboten 34

2.4 DOs und DON'Ts bei der Formulierung in der Dokumentation 36

2.4.1 DOs 36

2.4.2 DON'Ts 38

3 Dokumentation im Dokumentationsrahmen des Vier-Punkte-Systems, gegliedert in die Qualitätsbereiche der QPR und die dazu passenden Angebote der sozialen Betreuung . . . 42

3.1 „Die ganze Palette“ Passende Formulierungen mit konkreten Angeboten und Fallbeispielen aus der Praxis gemäß den QPR . . . 42

3.2 Unterstützung im Bereich der Mobilität/Qualitätsbereich 1, 1.1, Bewegung . . . 51

3.3 Unterstützung bei Beeinträchtigung der Sinneswahrnehmung, Qualitätsbereich 3, 3.1, Basale Stimulation . . . 57

3.4 Unterstützung bei der Tagesstrukturierung, Beschäftigung und Kommunikation, Qualitätsbereich 3, 3.2 . . . 59

3.4.1 Gedächtnistraining . . . 59

3.4.2 Spiele . . . 65

3.4.3 Kreatives Gestalten . . . 70

3.4.4 Hauswirtschaftliche und handwerkliche Tätigkeiten, Gartenarbeit . . . 75

3.4.5 Gespräche und Gesprächsrunden . . . 80

3.4.6 Tierbegegnungen . . . 85

3.4.7 10-Minuten-Aktivierung . . . 88

3.4.8 Singen, Musizieren und Musikhören . . . 91

3.4.9 Vorlesen . . . 95

3.4.10 Veranstaltungen zum geselligen Treffen (Feste, Frühschoppen, Stammtisch und Ähnliches) . . . 98

3.4.11 Unterstützung der Alltagspraxis . . . 101

3.4.12 Einkaufen . . . 104

3.4.13 Gottesdienste 107

3.4.14 Seelsorge 109

3.5 Unterstützung der versorgten Person in der Eingewöhnungsphase nach dem Umzug, Begleitung in der Eingewöhnungsphase 112

3.6 Überleitung bei Krankenhausaufenthalten, Begleitung von Arztbesuchen oder Krankenhausaufenthalten/-besuchen 115

3.7 Unterstützung von versorgten Personen mit herausforderndem Verhalten 117

3.7.1 Maßnahmen bei herausforderndem Verhalten 117

3.7.2 Milieugestaltung und Orientierungshilfen 120

3.8 Biografieorientierte Unterstützung, Biografiearbeit (Mindmap) 122

3.9 Begleitung Sterbender und ihrer Angehörigen 127

3.9.1 Sterbebegleitung 127

3.9.2 Angehörigenarbeit 129

3.10 Interdisziplinäre Zusammenarbeit 132

4 Zusammenfassung und Nachschlagewerk 136

4.1 Unterstützung bei der Mobilität und Selbstversorgung 136

4.2 Unterstützung bei Beeinträchtigung der Sinneswahrnehmung 136

4.3 Unterstützung bei der Tagesstrukturierung, Beschäftigung und Kommunikation 137

4.4 Unterstützung in besonderen Bedarfs- und Versorgungssituationen 139

4.4.1 Unterstützung der versorgten Person in der Eingewöhnungsphase nach dem Einzug 139

4.4.2 Überleitung bei Krankenhausaufenthalten 139

4.4.3 Unterstützung von versorgten Personen mit herausforderndem Verhalten und psychischen Problemlagen 139

4.5 Bedarfsübergreifende fachliche Aspekte 140

4.6 Begleitung Sterbender und ihrer Angehörigen 140

4.7 Zusätzlich 140

Anhang 142

Vorwort

In der Dokumentation die passenden Worte zu formulieren – Für kaum jemand angenehm, selten Freude bringend, fast nie leicht. Für die meisten ist die Dokumentation ein Motivationskiller und Zeitfresser, eine unangenehme Pflicht und die passende Formulierung will einfach nicht gelingen. Aber gleichzeitig ist die Dokumentation ein Pflichtprogramm, um das wir nicht herumkommen, denn sie ist allgegenwärtig in allen Einrichtungen der Altenhilfe.

Das Positive an der Dokumentation

Bei näherer Betrachtung kann man jedoch auch Positives an der Dokumentation entdecken. Dokumentation sichert die Mitarbeiter ab. Man hält schwarz auf weiß fest, wie und wann was gearbeitet wurde. Dies ist eine persönliche Absicherung und Legitimation der Tätigkeit. Beim Arbeiten mit und am Menschen werden keine Stückzahlen oder eindeutige und messbare Ergebnisse erzielt, sondern die Tätigkeit gleicht vielmehr einem Prozess, der nicht immer klar definiert ist und keinen eindeutigen „Endzustand" vor Augen hat. Mit einer gut formulierten Dokumentation ist man bei Überprüfungen abgesichert und lebt Transparenz.

Dieses Buch möchte Sie dabei unterstützen, sich in den neuen Richtlinien des GKV-Spitzenverbandes mit den Qualitätsprüfungen in Pflegeeinrichtungen (QPR) und den dazugehörigen MDK-Qualitätsprüfungen zurechtzufinden und kompetent und sicher zu dokumentieren, um eine bestmögliche Qualitätsbeurteilung Ihrer Einrichtung zu erhalten.

Sie werden detailliert darüber informiert, welche Veränderungen es bei den neuen MDK-Qualitätsprüfungen mit dem neuen Pflegepersonal-Stärkungsgesetz vom November 2018 gibt und wie Sie diese Veränderungen und Merkmale in der Dokumentation der sozialen Betreuung berücksichtigen können.

Das Ziel einer guten Dokumentation

Das Ziel einer guten Dokumentation ist aber nicht nur, den MDK-Qualitätsprüfungen zu trotzen und diese bestmöglich abzuschließen. Dokumentation stellt in der sozialen Betreuung ein wichtiges Instrument dar, das zur Überprüfung von Beobachtungen dient und über Veränderungen bei den Klient/innen Aufschluss gibt.

„Nichts ist so konstant wie der Wechsel" – das trifft auch auf die Menschen in den Einrichtungen der Altenhilfe zu. In einem Wohnheim beispielsweise verändern sich die Bewohner vom Einzug bis zur Eingewöhnung und darüber hinaus. Erschwerend kommt hinzu, dass Krankheitsbilder wie zum Beispiel Demenz zu einer ständigen Veränderung führen. Hier erleichtert uns die Dokumentation das Vorgehen, indem sie Veränderungen schriftlich fixiert. So müssen die Mitarbeiter sich nicht ausschließlich auf ihre Merkfähigkeiten verlassen.

Dokumentation erleichtert den interdisziplinären Austausch mit den Kollegen aus der Betreuung oder sozialen Diensten, mit Pflegkräften, Ärzten, dem MDK oder anderen Kontrollsystemen.

Das Ziel dieses Buches

Dieses Buch soll Ihnen helfen, schneller qualitativ wertvolle und MDK-taugliche Formulierungen für die Dokumentation zu finden und mehr Sicherheit im Umgang mit den Formulierungen zu erreichen. Außerdem hilft es Ihnen, weniger wertvolle Arbeitszeit hinter den Akten zu verbringen und mehr Zeit für den Kontakt mit den älteren Menschen zu haben.

Ich wünsche Ihnen viel Erfolg bei der Umsetzung der Formulierungshilfen aus diesem Buch!

Stefanie Helsper

1 Einleitung

1.1 Die neuen Qualitätsprüfungen in Pflegeeinrichtungen nach § 114 SGB XI

Seit 2005 führt der MDK (Medizinischer Dienst der Spitzenverbände der Krankenkassen e. V.) Qualitätsprüfungen in der stationären Pflege durch. Diese Qualitätsprüfungen haben das Ziel, dass Menschen, die Pflegeleistungen beziehen, bestmöglich versorgt sind und die Pflegequalität nachhaltig gesichert ist.
Alle Pflegeheime und ambulanten Dienste unterziehen sich seit 2011 jährlich den Regelprüfungen des MDK. Gesetzliche Grundlage dafür sind §§ 114ff des SGB XI (Pflegeversicherungsgesetz). Die MDK-Prüfergebnisse werden im Internet mit einer Gesamtnote und Transparenzbericht veröffentlicht. So können die Verbraucher/innen, also die zu Pflegenden, die Angehörigen oder gesetzlichen Betreuer/innen, diese vom MDK beurteilten Qualitätsstände als Entscheidungsgrundlage für die Wahl der Pflegeeinrichtung nutzen und sich über die Gesamtnote informieren.
Besonderen Wert legt der MDK auf die Dokumentation aller Abteilungen der Pflegeeinrichtung, darunter auch die soziale Betreuung. Die Dokumentation wird durch eine Qualitätsprüfung beurteilt, ungenügende oder fachlich nicht korrekte Dokumentation wird bemängelt und verringert die Gesamtnote des Hauses.
Da keine einheitlichen Dokumentationsbögen für Altenpflegeeinrichtungen vorliegen, gibt es große konzeptionelle Unterschiede bei der Dokumentation. Jedes Haus dokumentiert anders und arbeitet entweder mit selbst entwickelten Dokumentationsbögen oder mit anderen Programmen, die meiner Meinung nach nicht auf die soziale Betreuung abgestimmt sind.

In den alten Qualitätsprüfungen wurde besonders beachtet, ob folgende Punkte im Dokumentationssystem der sozialen Betreuung auftauchen:

- Werden Leistungen der sozialen Betreuung angeboten?
    - Gruppenangebote
    - Einzelangebote
    - jahreszeitliche Feste
    - Aktivitäten zur Kontaktaufnahme/Kontaktpflege mit dem örtlichen Gemeinwesen

- Maßnahmen zur Kontaktpflege zu den Angehörigen
- Sind die Angebote der sozialen Betreuung auf die Bedürfnisse der Bewohner ausgerichtet?
- Wird die soziale Betreuung durch festangestellte Mitarbeiter koordiniert?
- Besitzt der für die Betreuung der gerontopsychiatrisch beeinträchtigten Bewohner zuständige Mitarbeiter spezielle Kenntnisse (Fort- und/oder Weiterbildung)? Wenn ja, welche?
- Ist das Angebot an sozialer Betreuung ausreichend?
  - Angebot nahezu täglich
  - Angebot zu unterschiedlichen Tageszeiten (z. B. montagvormittags, dienstagnachmittags)
  - für Bewohner mit vollständiger Immobilität nahezu tägliches Angebot zur Tagesstrukturierung
  - für Bewohner mit gerontopsychiatrischen Beeinträchtigungen (z. B. Demenz, Depression) nahezu tägliches Angebot zur Tagesstrukturierung
- Werden diese Angebote den Bewohnern in geeigneter Weise zur Kenntnis gebracht?
- Wird Beratung angeboten?

Die Daten und Beurteilungen bezogen sich unter anderem auf die Auswertung dieser Prüfkriterien der Dokumentation. Das bedeutete: Eine qualitativ gute Dokumentation nach den Richtlinien sorgte für eine gute Gesamtnote.

1.2 Veränderungen

Seit Oktober 2019 gelten die neuen Qualitätsprüfungsrichtlinien (QPR)

Bereits 2016 hat der Gesetzgeber mit dem Pflegestärkungsgesetz II den Qualitätsausschuss Pflege eingerichtet und beauftragt, wissenschaftliche Projekte mit dem Ziel durchzuführen, ein neues Prüfverfahren und eine Alternative zur bisherigen MDK-Qualitätsprüfung und Pflegenotendarstellung zu entwickeln.
Das Institut für Pflegewissenschaften der Universität Bielefeld mit unabhängigen Wissenschaftler/innen hat neue Umsetzungsvorschläge geliefert und das entwickelte Qualitätskonzept und das neue Prüfinstrument in 38 Pflegeeinrichtungen erprobt.
Anhand dieser Grundlage hat der Deutsche Bundestag im November 2018 ein neues Qualitätsprüfungssystem beschlossen, das seit Oktober 2019 angewendet wird.

2.4 Unterstützung bei besonderen medizinisch-pflegerischen Bedarfslagen

2.5 Unterstützung bei der Bewältigung von sonstigen therapiebedingten Anforderungen

3. Unterstützung bei der Gestaltung des Alltagslebens und sozialer Kontakte

3.1 Unterstützung bei der Beeinträchtigung der Sinneswahrnehmung

3.2 Unterstützung bei der Tagesstrukturierung, Beschäftigung und Kommunikation

3.3 Nächtliche Versorgung

4. Unterstützung in besonderen Bedarfs- und Versorgungsituationen

4.1 Unterstützung der versorgten Person in der Eingewöhnungsphase nach dem Einzug

4.2 Überleitung bei Krankenhausaufenthalten

4.3 Unterstützung von versorgten Personen mit herausforderndem Verhalten und psychischen Problemlagen

4.4 Freiheitsentziehende Maßnahmen

5. Bedarfsübergreifende fachliche Aspekte

5.1 Abwehr von Risiken und Gefährdungen

5.2 Biografieorientierte Unterstützung

5.3 Einhaltung von Hygieneanforderungen

5.4 Hilfsmittelversorgung

5.5 Schutz von Persönlichkeitsrechten und Unversehrtheit

6. Einrichtungsinterne Organisation und Qualitätsmanagement

6.1 Qualifikation und Aufgabenwahrnehmung durch die verantwortliche Pflegefachkraft

6.2 Begleitung Sterbender und ihrer Angehörigen

6.3 Maßnahmen zur Vermeidung und zur Behebung von Qualitätsdefiziten

Das Ziel der externen Qualitätssicherung

Mit diesen sechs Qualitätsbereichen will die Prüfung alle Lebensbereiche der pflegebedürftigen Menschen abdecken. Nicht nur körperbezogene Aspekte, sondern auch die Gestaltung des Alltagslebens und sozialer Kontakte wird berücksichtigt. Da diese Punkte hauptsächlich in den Zuständigkeitsbereich der sozialen Betreuung fallen, ist eine gute Dokumentation sehr wichtig.
Allgemein kann man sagen, dass durch das neue Qualitätsprüfungssystem der Stellenwert der bewohnerbezogenen Versorgungsqualität an Bedeutung gewinnt.
Der MDK prüft die Versorgungssituation anhand einer vierstufigen Bewertung (A-D) von „A – Keine Auffälligkeiten oder Defizite“ bis zu „D – Defizit mit eingetretenen negativen Folgen für den Bewohner“.

Nach Zusammenführung der Einzelbewertungen kommt es zu einer der folgenden Bewertungen:

A. Keine Auffälligkeiten
B. Auffälligkeiten, die keine Risiken oder negative Folgen für die versorgte Person erwarten lassen
C. Defizit mit Risiko negativer Folgen für die versorgte Person
D. Defizit mit eingetretenen negativen Folgen

Als Informationsgrundlagen zur Prüfung dienen:

- Gespräche mit ausgewählten Pflegebedürftigen
- Fachgespräche mit Mitarbeiterinnen und Mitarbeitern der Einrichtung
- Zufällige Beobachtungen
- Dokumentation allgemein
- Gesonderte Dokumentation, die im Rahmen des internen Qualitätsmanagements erstellt wurde
- Einrichtungsinterne Konzepte

1.2.3 Die Qualitätsdarstellung

Arten der Qualitätsdarstellung

Aus dem Transparenzbericht mit Schulnoten wird eine Qualitätsdarstellung im Zusammenhang mit den neuen QPR erstellt.
Die Qualitätsdarstellung erfolgt in drei verschiedenen Formaten. Es gibt ein Standarddokument, ein webbasiertes Informationsangebot und ein individuell gestaltbares Dokument. So kann je nach Bedürfnissen und Möglichkeiten die Qualitätsdarstellung benutzerspezifisch angepasst werden.

Alle drei Darstellungsformen enthalten Hinweise und Ausführungen bezüglich Details des Systems der Qualitätsprüfung und der Qualitätsindikatoren.

Die Bewertungsergebnisse werden bei allen drei Formen folgendermaßen dargestellt:

- Gesamtüberblick über die Bewertung der „Drei Säulen" (Indikatorendaten, MDK-Prüfergebnisse und Informationen zur Einrichtung)
- Punktesystem im Überblick über die Ergebnisqualität jedes einzelnen Bereichs einer Pflegeeinrichtung

1.3 Dokumentation in der sozialen Betreuung

Für die Dokumentation der sozialen Betreuung ist es elementar, die folgenden Qualitätsbereiche aus der internen und externen Qualitätssicherung zu berücksichtigen und zu fokussieren:

1.3.1 Interne Qualitätssicherung:

1. Qualitätsbereich: Erhalt und Förderung von Selbständigkeit:
1.1 Erhaltene Mobilität
1.2 Erhaltene Selbstständigkeit bei Alltagsverrichtungen
1.3 Erhaltene Selbständigkeit bei der Gestaltung des Lebensalltags
3. Qualitätsbereich: Unterstützung bei spezifischen Bedarfslagen:
3.1 Durchführung eines Integrationsgesprächs

1.3.2 Externe Qualitätssicherung:

1. Unterstützung bei der Mobilität und Selbstversorgung
1.1 Unterstützung im Bereich der Mobilität
3. Unterstützung bei der Gestaltung des Alltagslebens und der sozialen Kontakte
3.1 Unterstützung bei Beeinträchtigung der Sinneswahrnehmung
3.2 Unterstützung bei der Tagesstrukturierung, Beschäftigung und Kommunikation

4. Unterstützung in besonderen Bedarfs- und Versorgungsituationen
4.1 Unterstützung der versorgten Person in der Eingewöhnungsphase nach dem Einzug
4.2 Überleitung bei Krankenhausaufenthalten
4.3 Unterstützung von versorgten Personen mit herausforderndem Verhalten und psychischen Problemlagen
5. Bedarfsübergreifende fachliche Aspekte
5.2 Biografieorientierte Unterstützung
6. Einrichtungsinterne Organisation und Qualitätsmanagement
6.2 Begleitung Sterbender und ihrer Angehörigen

Anhand dieser Auflistung der bedeutenden Qualitätsbereiche wird in Kapitel 2 ein Dokumentationssystem beschrieben, das die neuen Richtlinien des GKV-Spitzenverbandes für die Qualitätsprüfung in Pflegeeinrichtungen nach § 114 SGB XI berücksichtigt.

2 Dokumentationsrahmen für das „Vier-Punkte-System“

2.1 Das Vier-Punkte-System – schnell, transparent und nachhaltig gemäß den QPR dokumentieren

„Nur wer sein Ziel kennt, findet den Weg.“
Laotse

In dem Zitat von Laotse steckt viel Wahrheit. Nur wer weiß, wohin es gehen soll, findet den Weg und kommt schließlich an. Deshalb ist es ungemein wichtig, dass Mitarbeiter das übergeordnete Ziel für die Arbeit mit älteren Menschen in Altenpflegeeinrichtungen kennen. Dieses Ziel ist meistens, den Besuchern in den Altenpflegeeinrichtungen Wohlbefinden und eine hohe Lebensqualität zu ermöglichen.

Das Ziel des „Vier-Punkte-Systems“

Die Art und Weise der Dokumentation ist mit entscheidend dafür, dass das Ziel: „Wohlbefinden und hohe Lebensqualität“ erreicht wird.
Das Vier-Punkte-System soll dabei helfen, eine Struktur in den Dokumentationsdschungel zu bringen, und bietet eine nachhaltige Möglichkeit, um wichtige Bestandteile der Arbeit in der sozialen Betreuung festzuhalten. Das Vier-Punkte-System ermöglicht es, die Vergangenheit, die Gegenwart und die Zukunft zu dokumentieren, persönlich zugeschnitten auf jeden einzelnen „Dokumentationspflichtigen“.

Der Aufbau des „Vier-Punkte-Systems“

Aufgebaut ist das Vier-Punkte-System so, dass Sie Folgendes dokumentieren können:

- Was gerade Gegenstand Ihrer Arbeit ist: Angebot
- Was Sie mit diesem Angebot bezwecken wollen, welchen Sinn das Angebot hat: Ziel
- Wie dieses Angebot ausgeführt wurde: Selbstständigkeit
- Was das Angebot ausgelöst hat: Emotion
- Wie das weitere Vorgehen in der sozialen Betreuung abgestimmt auf die zu dokumentierende Person ist.

Im Laufe des Buches bekommen Sie viele hilfreiche Tipps, welche Formulierungen Sie nutzen können, um konkret und präzise zu dokumentieren.

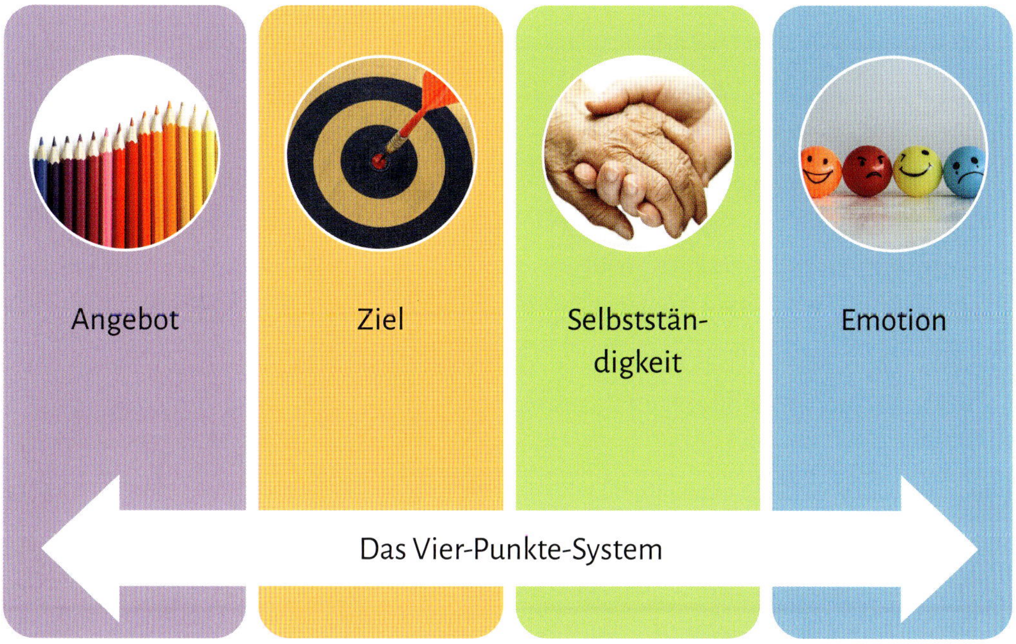

Das Beachten und Ausformulieren aller vier Punkte bietet für das Dokumentationssystem Transparenz und die Möglichkeit, nachhaltig zu arbeiten, denn alle wichtigen Fakten werden gebündelt in diesem Dokumentationsrahmen zusammengefasst:

Datum Kürzel	Angebot	Form	Zeitl. Rahmen	Ziel	Selbstständigkeit	Emotion	Weiteres Vorgehen

Das Angebot

1. Angebot:

- Welches Angebot (Oberbegriff und Methode) hat stattgefunden.
- Wer hat dieses Angebot wann durchgeführt?
- War es ein Gruppen- oder ein Einzelangebot (Form)?
- Wie lange hat dieses Angebot gedauert?

Das Ziel des Angebots

2. Ziel des Angebots:

- Welches Ziel hatte das Angebot?
- Welchen Vorteil hat der Teilnehmer von dem Angebot?

- Warum wurde dieses Angebot für den Teilnehmer ausgesucht?

3. Selbstständigkeit:

Der Grad der Selbstständigkeit

- Wie hat der Teilnehmer das Angebot in Bezug auf eigene Durchführung oder Unterstützungsbedarf ausgeführt?
- Konnte der Teilnehmer alle Tätigkeiten alleine ausführen oder benötigte er Unterstützung?
- Verweigerte der Teilnehmer das Angebot?

4. Emotion des Teilnehmers:

Emotionen

- Wie hat sich der Teilnehmer während des Angebots gefühlt?
- Welche Emotionen waren ersichtlich?

2.1.2 Beispielformulierungen nach dem Vier-Punkte-System

Folgende Formulierungen bieten sich an:

1. Angebot:

Beispiele zum Verständnis des „Vier-Punkte-Systems“

- Kapitel 2 listet alle üblichen Angebote mit Beispielformulierungen auf.
- Die aufgeführten Angebote orientieren sich an den Maßgaben der neuen QPR

2. Ziel des Angebots:

- Erweiterung ...
- Steigerung ...
- Verbesserung ...
- Aktivierung ...
- Erhalt ...
- Auffrischung ...

3. Selbstständigkeit:

- \+ (komplett selbstständige Ausführung)
- \- (unselbstständige Ausführung oder Angebot wurde abgelehnt)
- \+ - (mit kleiner Unterstützung ist selbstständige Ausführung möglich)

4. Emotion:

- *„Frau Z. wirkt traurig und niedergeschlagen.“*

Der folgende Dokumentationsrahmen nach dem Vier-Punkte-System enthält mögliche Formulierungen:

Datum Kürzel	Angebot	Form	Zeitl. Rahmen	Ziel	Selbstständigkeit	Emotion	Weiteres Vorgehen
z. B.: 23.11.19 SH	Mit welchem Angebot wird gearbeitet	EB Einzelbetreuung GB Gruppenbetreuung	Angabe in Minuten (min) oder Stunden (h)	Warum wurde das Angebot ausgewählt, welches Ziel verfolgt das Angebot?	+) selbstständige Ausführung -) keine selbstständige Ausführung +/-) teilweise selbstständige Ausführung	Welche Emotionen hat der Teilnehmer während oder nach den Angeboten?	Blick in die Zukunft, welches Angebot sollte demnächst oder weiterhin durchgeführt werden, auf was sollte geachtet werden?

Beispiel Herr O.:

Herr O. wirkt stolz und zufrieden, nachdem er es selbstständig geschafft hat, den Flur der Station 1 mithilfe des Rollators und in Begleitung der Betreuungskraft einmal hoch und wieder runter zu gehen. Dieses Angebot wurde gewählt, da er nach seinem Schlaganfall lernen will, wieder zu gehen.

Datum Kürzel	Angebot	Form	Zeitl. Rahmen	Ziel	Selbstständigkeit	Emotion	Weiteres Vorgehen
30.11.19 SH	Laufen im Flur am Rollator in Begleitung	EB	30 min	Verbesserung der Fortbewegung	+	Stolz und zufrieden	Angebot mind. 2x wöchentlich wiederholen

Beispiel Frau Z.:

Frau Z. weint, als sie in der Erinnerungsarbeit die Bilder ihres verstorbenen Mannes mit der Betreuungskraft anschaut. Das Angebot wurde ausgewählt, weil Frau Z. sich das gewünscht hatte, um die Erinnerungen an ihren Mann aufzufrischen.

Datum Kürzel	Angebot	Form	Zeitl. Rahmen	Ziel	Selbst-ständig-keit	Emotion	Weiteres Vorgehen
30.11.19 SH	Erinne-rungs-arbeit	EB	20 min	Erinnerungen auffrischen	+-	Traurig weint	Weiterhin Gespräch über den Mann an-bieten

Das Vier-Punkte-System ist darauf ausgerichtet, schnell zu erfassen, wie in der Vergangenheit gearbeitet wurde und wie die Zukunft gestaltet werden kann. Zur Dokumentation kann der folgende Dokumentationsrahmen genutzt werden, in dem außerdem zusätzlich das weitere Vorgehen, mit Begründung, festgehalten wird.

2.2 Emotionen erkennen, benennen und dokumentieren

„Emotionen sind der Strohhalm, mit dem der Drink umgerührt wird."
Robert Levenson, Psychologe an der Universität Berkeley

Emotionen prägen unser Handeln

Emotionen und das Befinden prägen das Leben, von der Kindheit bis ins hohe Alter. Emotionen sind allgegenwärtig und spielen eine tragende Rolle für unsere Handlungen und Reaktionen.

Es gibt nicht nur sonnige und helle Momente, sondern auch trübe und dunkle, bei denen Krankheit, Schmerzen und Verlust im Vordergrund steht. Beides hat seine Berechtigung und gehört zum Leben dazu.

In der Arbeit mit älteren Menschen sollten sowohl positive Emotionen (sonnig, hell und heiter) als auch negative Emotionen (trübe und dunkel) dokumentiert werden. Zum einen ist es von Bedeutung, zu wissen, wann es den Menschen gut geht und wann es ihnen nicht gut geht – was hat den größeren Anteil, was überwiegt? Zum anderen ist es wichtig, zu überlegen, wann und warum die Stimmung sich verändert hat und was dazu beigetragen hat, dass es dem Menschen nun schlechter oder besser geht.

2.2.1 Mögliche Emotionen und Reaktionen

Es gibt sehr viele unterschiedliche Emotionen. Dabei sind Gefühle nie an sich „positiv“ oder „negativ“. Beispielsweise deutet eine traurige Stimmung auf eine seelische oder körperliche Not hin, eine wütende Reaktion macht deutlich, wo Grenzen verletzt wurden.
Der Einfachheit halber verwende ich den Ausdruck „positive Emotionen“ im Folgenden dennoch, um Gefühle zu beschreiben, die wir als angenehm empfinden. „Negative“ Emotionen bezeichnen dementsprechend Gefühle, die darauf hindeuten, dass etwas nicht in Ordnung ist.

Beschreibung von positiven Emotionen

Adjektive von A bis Z, die positive Emotionen beschreiben:

- agil
- aktiv
- andächtig
- ausgeglichen
- ausgeruht
- beflügelt
- befreit
- befriedigt
- begeistert
- beruhigt
- berührt
- dankbar
- empathisch
- entspannt
- entzückt
- erfreut
- erfrischt
- erfüllt
- ergriffen
- erheitert
- erleichtert
- ermuntert
- erwartungsfroh

- fasziniert
- freundlich
- freudestrahlend
- friedlich
- froh
- geduldig
- geehrt
- gelassen
- gelöst
- glücklich
- heiter
- hellwach
- herzerfreut
- interessiert
- lebhaft
- lustig
- motiviert
- munter
- mutig
- neugierig
- positiv
- präsent
- respektvoll
- ruhig
- schwungvoll
- selbstsicher
- selbstwirksam
- sorgenfrei
- stolz
- unbekümmert
- unbeschwert
- vertrauensvoll
- vergnügt
- zufrieden

Beschreibung von negativen Emotionen

Adjektive, die negative Emotionen beschreiben:

- abwehrend
- abwesend
- aggressiv

- ambivalent
- angeekelt
- angespannt
- ängstlich
- ärgerlich
- antriebsarm
- antriebslos
- apathisch
- aufgeregt
- bedrückt
- beklommen
- bekümmert
- beladen
- belastet
- beleidigt
- bekümmert
- beschämt
- besorgt
- bestürzt
- beunruhigt
- böse
- cholerisch
- depressiv
- deprimiert
- desinteressiert
- desorientiert
- distanziert
- durcheinander
- entgeistert
- entsetzt
- erregt
- erschöpft
- erschrocken
- erstarrt
- geknickt
- geladen
- gelangweilt
- gleichgültig
- handlungsunfähig
- hasserfüllt

- hektisch
- hoffnungslos
- interesselos
- jähzornig
- labil
- misslaunig
- missmutig
- misstrauisch
- mutlos
- nervös
- niedergeschlagen
- orientierungslos
- panisch
- passiv
- resigniert
- ruhelos
- schmerzvoll
- schutzlos
- schwermütig
- sorgenvoll
- streitlustig
- traurig
- trauernd
- unruhig
- überfordert
- unbekümmert
- unbeschwert
- verängstigt
- verärgert
- verbittert
- verletzt
- verzweifelt
- widerwillig
- wütend

Jeder Mensch hat das Recht auf positive und negative Emotionen. Beide haben ihre Berechtigung und treiben uns an. Ohne positive und negative Emotionen fehlen uns der Antrieb und die Motivation, um in die Handlung zu kommen. Emotionen sind wie das Benzin in unserem Tank – ohne sie ist eine Fortbewegung nicht möglich.

Positive Emotionen fühlen sich jedoch besser an als negative. Sie sind heilsam und beflügeln, sie steigern unser Wohlbefinden und unsere Lebensqualität. Meines Erachtens sollte ein Ziel bei der Arbeit mit Menschen sein, dabei zu helfen, dass positive Emotionen überwiegen. So gehört es zu unserer Aufgabe in der Arbeit in der sozialen Betreuung, positive Emotionen bei den Senioren hervorzuheben und ihnen die Plattform zu bieten, diese Emotionen zu empfinden. Besonders bei Demenz sind die Menschen abhängig von den Personen in ihrem Umfeld, denn sie können ihre Emotionen nicht mehr richtig steuern. Deshalb ist es wichtig, die Emotionen wie oben beschrieben zu dokumentieren: Welche Emotion ist wann vorherrschend und wie kann darauf Einfluss genommen werden?

Ziel in der sozialen Betreuung ist es, positive Emotionen zu stärken

Das Festhalten von Emotionen in einem Dokumentationsrahmen ermöglicht es den Mitarbeitern der sozialen Betreuung, immer wieder zu evaluieren, welche Emotion die Person bei welchem Angebot gezeigt hat. Wenn der Person Angebote unterbreitet werden, die normalerweise positive Emotionen auslösen, steigert dies die Motivation, dieses Angebot dauerhaft zu besuchen und aktiv daran teilzunehmen, um ein Vielfaches. In diesem Fall spricht man von einer „intrinsischen Motivation“.

Intrinsische und extrinsische Motivation

Die „intrinsische Motivation“ geht von der zu motivierenden Person aus, das bedeutet, die Person sieht für sich selbst einen Nutzen in dem Angebot und möchte aus eigenem Antrieb daran teilnehmen, wodurch Wohlbefinden und Lebensqualität erreicht werden können.

Das Pendant zur „intrinsischen Motivation“ ist die „extrinsische Motivation“. Darunter versteht man, dass eine Person nicht aus eigener Motivation an dem Angebot interessiert ist, sondern vielmehr versucht, einer anderen Person mit der Teilnahme zu gefallen oder zu vermeiden, dass diese enttäuscht ist. In diesem Fall ist die Aktivierung der Person nicht so effektiv, wie wenn die Person von sich aus Lust und Motivation hat, an dem Angebot teilzunehmen.

Beispiele:

Die folgenden Fallbeispiele zeigen, wie negative Emotionen beeinflusst werden können.

Fallbeispiel 1:

Detaillierte Informationen zu den einzelnen Fallbeispielen finden Sie auf Seite 44

Frau M. will seit einigen Tagen nur noch zu den Mahlzeiten in das Esszimmer des Wohnbereiches kommen, die restliche Zeit will sie auf ihrem Zimmer verbringen und lehnt alle Gruppenangebote ab. Sie wirkt traurig und verschlossen, fast unnahbar. Die Betreuungskraft überredet sie nach mehrmaligen Anläufen bei herrlichem Sonnenschein zu einem Ausflug in den Garten des Altenwohnheims. Dort pflücken sie einen bunten Blumenstrauß und kommen ins Plaudern. Es ist deutlich zu spüren, dass alles Bedrückende von Frau M. abfällt und sich ihre Stimmung hebt. Am Ende des Ausflugs berichtet sie der Betreuungskraft, dass sie dauernd darüber nachdenken muss, wie viele Verluste sie schon in ihrem Leben erlitten hat, und dass sie nicht mehr aufhören kann, daran zu denken. Der Spaziergang an der frischen Luft mit der Sinnesanregung der Farben und Düfte der Blumen habe sie „beflügelt und aus dem Loch rausgeholt, weil sie abgelenkt wurde".

Vorherrschende Emotion	Emotionserregung Niedrig, mittel, hoch	Auslösende Situation	Einflussmöglichkeit/ Veränderungsmöglichkeit
traurig niedergeschlagen verschlossen	hoch	Trauer durch Verluste	Spaziergang Ablenkung Gespräch Vertrauen fassen können

Mögliche Dokumentation mit dem Dokumentationsrahmen des Vier-Punkte-Systems:

Datum Kürzel	Angebot	Form	Zeitl. Rahmen	Ziel	Selbstständigkeit	Emotion	Weiteres Vorgehen
23.11.19 SH	Spaziergang	EB	20 min	Isolation und Grübelgedanken aufheben, Wohlbefinden ermöglichen	+	Frau M. wirkt bei dem Ausflug im Garten erst traurig, danach entspannt und beflügelt.	Weiterhin viele Gesprächsangebote im Garten machen.

Fallbeispiel 2:

Frau L. hat beim Essen im Speisesaal einen hochroten Kopf und schimpft lautstark vor sich her. Sie wirkt stark erregt und verärgert. Wenn sie gefragt wird, was denn los sei, reagiert sie mit ärgerlichen Beschimpfungen. Am nächsten Tag wirft sie ihren Teller durch den Raum. Das nächste Mittagessen wird ihr im Nebenraum serviert, wo sie die Möglichkeit hat, alleine zu essen. Dies scheint ihr zu gefallen: Sie isst ihren Teller leer und wirkt dabei ruhig, zufrieden und entspannt.

Vorherrschende Emotion	Emotionserregung Niedrig, mittel, hoch	Auslösende Situation	Einflussmöglichkeit/ Veränderungsmöglichkeit
verärgert erregt aggressiv	hoch	Reizüberflutung beim Essen	Separation beim Essen Ruhe Reizarme Umgebung

Mögliche Dokumentation mit dem Vier-Punkte-System:

Datum Kürzel	Angebot	Form	Zeitl. Rahmen	Ziel	Selbstständigkeit	Emotion	Weiteres Vorgehen
23.11.19 SH	Mahlzeitengestaltung	EB	1h	Soziale Teilhabe	-	Frau L. wirkt während der Mahlzeiten erregt, verärgert und aggressiv.	Mahlzeitengestaltung im Nebenraum
24.11.19 SH	Mahlzeitengestaltung	EB	1h	Wohlbefinden und Entspannung	+ -	Frau L. wirkt ruhig, zufrieden und entspannt.	Mahlzeitengestaltung nur noch im Nebenraum

2.2.2 Sonderfall Demenz

Volkskrankheit Demenz?

Ist Demenz die neue Volkskrankheit? Momentan leben mehr als 1,5 Mio. Menschen mit Demenz (MmD) in Deutschland, im Jahr 2050 werden es bereits doppelt so viele sein. Diese Zahlen beziehen sich nur auf Erkrankte, die eine klassische Testung mit Diagnosestellung durchgeführt haben. Die Dunkelziffer der Personen, die ohne Testung und Diagnose mit Demenz leben, ist viel höher.
In den letzten Jahren wurde viel geforscht und entwickelt, Mitarbeiter wurden geschult und die neuen Erkenntnisse werden in der Ausbildung neuer Pflege- und

Betreuungskräfte berücksichtigt. Das ist ein Schritt in die richtige Richtung, allerdings weiß man immer noch viel zu wenig über diese Erkrankung.
Vor allem in Altenpflegeeinrichtungen ist Demenz ein Thema. So gibt es in Deutschland 12.400 Pflegeheime, die 723.000 Bewohner betreuen, von denen zwei Drittel von einer Demenzerkrankung betroffen sind.[1]
Fakt ist, MmD verändern sich. Das Krankheitsbild Demenz kommt nicht zum Stillstand, sondern gleicht einem persönlichen fluiden Prozess. Es ist zu beobachten, dass MmD im Laufe der Erkrankung immer mehr in einer eigenen Realität leben. Man könnte vorsichtig interpretieren, dass sie ihren Lebensweg zurückgehen und „wieder jung werden".

Stadien einer Demenz

Mittlerweile ist bekannt, dass sich die Gedächtnisleistungen von MmD stark verändern. Die Demenz läuft meist in drei Stadien:

a. Anfangsstadium oder leichtes Stadium
b. Mittelgradiges Stadium
c. Schweres oder letztes Stadium

Besonders im Anfangsstadium ist bei MmD eine Störung des Kurzzeitgedächtnisses erkennbar. Das bedeutet, dass Gedächtnisinhalte nicht länger als etwa zwei Minuten gemerkt werden können und danach wieder vergessen werden.

Veränderungen im Kurzzeit- und Langzeitgedächtnis

Im mittelgradigen Stadium beginnt das Langzeitgedächtnis sich zu verändern. In unserem Langzeitgedächtnis liegen alle Erinnerungen und Gedächtnisinhalte, die wir im Laufe unseres Lebens abgespeichert haben. Durch die Demenz werden die erst kürzlich abgelegten Erinnerungen vergessen. Dieser Prozess ist fortschreitend, immer mehr Erinnerungen gehen verloren. Es scheint, als lösche die Demenz Erinnerungen immer so weit, wie es der scheinbaren Lebensrealität des MmD entspricht. Das hat zur Folge, dass ein MmD vielleicht von sich behauptet, dass er 30 Jahre alt sei und glaubt, die dortigen Lebensinhalte bewältigen zu müssen. Frauen mit Demenz wollen dann zu ihren (aus ihrer Sicht noch kleinen) Kindern, Männer zu ihrer Arbeit.

Deshalb ist das Wissen um die Biografie wichtig

Deshalb hat die Biografie einen großen und wichtigen Stellenwert in der Arbeit der sozialen Betreuung mit Menschen mit Demenz. Es ist unabdingbar, dass die Mitarbeiter der sozialen Betreuung über die Lebensgeschichten der MmD informiert sind und wissen, in welcher Lebensrealität sich der Einzelne befindet und welche biografischen Fakten zu dieser Lebensrealität gehören. Dabei empfiehlt sich eine bildliche Dokumentation der Biografie.

1 Hans-Jürgen Freter: Broschüre „Mit Demenz im Pflegeheim" der Deutschen Alzheimer Gesellschaft erschienen – Wenn es zu Hause nicht mehr geht: das Pflegeheim als Alternative. Deutsche Alzheimer Gesellschaft e.V. 13.01.2014. https://www.deutsche-alzheimer.de/ueber-uns/presse/artikelansicht/artikel/broschuere-mit-demenz-im-pflegeheim-der-deutschen-alzheimer-gesellschaft-erschienen.html, letzter Abruf 24.09.2019.

Folgendes Schaubild symbolisiert das Langzeitgedächtnis von Frau L., die sich im mittelgradigen Demenzstadium befindet:

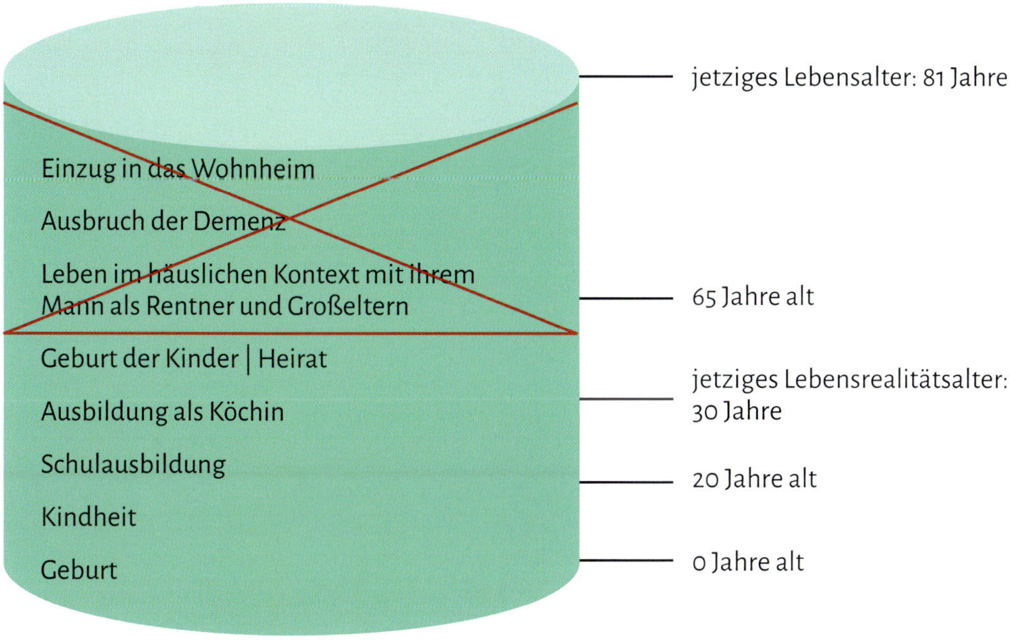

Der rot durchgestrichene Bereich wurde von Frau L. vergessen. Nur noch Gedächtnisinhalte aus dem Leben bis zum 30. Lebensjahr sind für sie relevant und real.
Da die soziale Betreuung angebotsorientiert arbeitet, ist es von großer Relevanz, zu ermitteln, welche Tätigkeiten die MmD früher gerne ausgeführt haben und noch gerne ausführen, immer unter der Beachtung der jetzigen Lebensrealität.
Die folgende Tabelle zeigt, wie man in der Dokumentation erfassen kann, welche Tätigkeiten früher gerne ausgeführt wurden und ob diese Ausübung aktuell mit der Demenzerkrankung noch möglich ist. Dadurch kann ermittelt werden, welches Angebot zu dem MmD passt. Die Tabelle kann sowohl in der Biografiearbeit mit dem MmD als auch in der Angehörigenarbeit erarbeitet und ausgeführt werden.

Tätigkeiten	Wurde früher gerne ausgeübt	Wird heute immer noch gerne ausgeübt	Ausübung ist heute noch möglich	Ausübung ist heute nicht mehr möglich
Handwerk				
Technik				
Handarbeiten				
Kreativität				
Musik hören				
Instrument spielen				
Lesen				
Rechnen				
Schreiben				
Gartenarbeiten				
Hauswirtschaftl. Tätigkeiten				
Sport/Bewegung				
Tiere				

Typische Verhaltensweisen von Menschen mit Demenz

Demenz hat nicht nur Veränderungen des Kurz- und des Langzeitgedächtnisses zur Folge, sondern greift auch in andere Bereiche ein. Daher kann zusätzlich dokumentiert werden, wie die Demenz sich auf verschiedene Bereiche auswirkt bzw. welche Veränderungen feststellbar sind:

Folgende Verhaltensweisen lassen sich an MmD beobachten:

- Veränderung des Sprechvermögens
- Verminderung der Gedächtnisleistungen
- Labile Grundstimmung
- Viel in Bewegung, besonders mit den Händen durch Wischen, Nesteln, Absatz Kramen
- Leicht ablenkbar und unkonzentriert
- Eigenständiges Ankleiden wird schwierig bis unmöglich
- Übersteigerter oder verminderter Appetit
- Klammern an Gegenstände oder Personen
- Hinlauftendenzen
- Schmerz und Hunger können nicht mehr lokalisiert werden und werden miteinander verwechselt

Die Demenz ist ein fortschreitender Prozess, der immer mehr Veränderungen bei den Betroffenen hervorbringt. Daher ist es empfehlenswert, mittels einer weiteren Tabelle zu dokumentieren, welche Veränderungen wann eingetroffen sind. Das hat den Vorteil, dass alle Mitarbeiter dazu angehalten sind, den MmD zu beobachten. Zudem ermöglicht es ihnen, zu visualisieren, welche Veränderungen stattgefunden haben. Beides dient der Sensibilisierung des Personals für den MmD.

Dokumentieren Sie Veränderungen

Veränderungen/Datum/ Kürzel	23.8.19 SH	25.2.20 LK	12.4.20 SH	6.6.20 UT	9.9.20 SH
Kognition	Kann sich Inhalte nicht länger als 2 min merken		Findet das Zimmer nicht mehr		
Sprache	____	Hat deutliche Wortfindungsstörungen		Spricht fast nicht mehr	
Wahrnehmung			Nestelt an Kleidung		
Wesen	Wirkt depressiv				
Motorik			Selbstständiges Laufen nicht mehr möglich		
Alltägliche Handlungen		Begleitung Toilettengang nötig		Selbstständiges Essen kaum noch möglich	Liegt nur noch im Pflegebett

Die oben stehende Tabelle zeigt kleinschrittig auf, wie bzw. welche Veränderungen eingetreten sind. Mit diesem Wissen können Betreuungskräfte individualisierter auf die Bedürfnisse der MmD eingehen und die Angebote auf deren Ressourcen abstimmen.

Das größte Ziel bei MmD ist es, Wohlbefinden und eine möglichst hohe Lebensqualität zu ermöglichen. Aufgrund der beschriebenen Verhaltensweisen ist das nicht immer einfach, doch durch die Angebote und Tätigkeiten der sozialen Betreuung in Zusammenarbeit mit Pflege, Ärzten und Angehörigen kann viel erreicht werden.

Dabei sollte jedoch stets eine lückenlose Dokumentation erfolgen, damit Veränderungen in positiver oder negativer Richtung sofort erkannt und die Angebote darauf abgestimmt werden können. Dies ermöglicht es, den Menschen individualisiert zu helfen.

Achten Sie auf eine lückenlose Dokumentation

Ein Leitsatz in der Arbeit mit MmD lautet:

Das Arbeiten mit den Ressourcen steht im Vordergrund, nicht das Arbeiten mit den Defiziten.

Die Arbeitsweise sollte stets an diesem Satz ausgerichtet sein, denn Defizite gibt es bei MmD sehr viele, das verliert aber an Bedeutung, wenn die Ressourcen erkannt werden und die Arbeitsgrundlage bilden.

2.3 Rege oder „schlafende“ Teilnahme an den Angeboten

Ist das Angebot tatsächlich passend?

Wer rege an einem Angebot teilnimmt und aktiv dabei ist, der identifiziert sich mit der Beschäftigungsmaßnahme und verbindet hoffentlich positive Emotionen damit. Wenn jemand während des Angebots einschläft, ist er ist zwar körperlich präsent und hat theoretisch an dem Angebot teilgenommen, aber die Betreuungskraft sollte hinterfragen, ob das Angebot tatsächlich das passende für die Person ist.

Deshalb gilt die Empfehlung, zu dokumentieren:

1. wie rege die Person an dem Beschäftigungsangebot teilgenommen hat
    - motiviert, engagiert
    - sprudelnd
    - aufmerksam
    - freudig, begeistert
    - teilnahmslos
    - überfordert
    - gelangweilt
    - lustlos
    - schlafend
2. welchen Nutzen der Teilnehmer hatte bzw. ob das Angebot sinnvoll war

Fallbeispiel:

Herr O. wird von der Betreuungskraft in die Gedächtnistrainingsgruppe begleitet. Anfänglich ist er bei Übungen (Wortkette) mit seinen Ausführungen dabei, macht begeistert mit. Nach 10 Minuten wird seine Beteiligung weniger und nach kurzer Zeit ist er in seinem Rollstuhl eingeschlafen. Die Betreuungskraft lässt ihn das ganze Angebot über schlafen. Als das Angebot endet und „Aufbruchsstimmung“ herrscht, wacht Herr O. auf und lässt sich auf sein Zimmer zurückbegleiten.

Weitere Informationen zur Biografie von Herrn O. auf Seite 47

Die Situation könnte nach dem Vier-Punkte-System folgendermaßen dokumentiert werden:

Datum Kürzel	Angebot	Form	Zeitl. Rahmen	Ziel	Selbstständigkeit	Emotion	Weiteres Vorgehen
23.11.19 SH	Gedächtnistrainingsgruppe	GB	30 min	Erhalt von kognitiven Funktionen, soziale Teilhabe	+ -	Herr O. nahm zuerst freudig und rege an der Gedächtnistrainingsgruppe teil, nach 10 Minuten schlief er jedoch ein.	Das Angebot ging zu lange, ein Gedächtnistraining im Einzelangebot mit individueller Ansprache wäre vermutlich besser.

2.4 DOs und DON'Ts bei der Formulierung in der Dokumentation

Dieses Kapitel soll Ihnen Aufschluss darüber geben, was in der Formulierung bei der Dokumentation förderlich ist und was nicht.

2.4.1 DOs

Darauf sollten Sie bei der Dokumentation unbedingt achten

Die Dokumentation sollte objektiv sein und alle notwendigen Informationen enthalten. Folgendes sollten Sie tun:

1. Formulieren Sie präzise, anschaulich und nachvollziehbar. Denken Sie dabei an die vier Punkte:
   - Wie hat der Mensch sich während des Angebots gefühlt?
   - Mit welchen Mitteln/Angeboten wurde gearbeitet?
   - Wie selbstständig wurde das Angebot ausgeführt?
   - Warum wurde das Angebot gewählt?
2. Beschreiben Sie nur, was Sie als Mitarbeiter wahrgenommen haben. Jeder Mensch hat eine subjektive Sicht der Dinge. Deshalb sollte stets deutlich werden, was Sie als Mitarbeiter sehen und wie Sie Ihr Gegenüber wahrnehmen.
3. Beschreiben Sie den Ist-Stand so, dass ein Dritter, der den Menschen nicht kennt, die Situation bestmöglich erfassen und Ihre Arbeit nachvollziehen kann. Dies ist beispielsweise bei Urlaubs- oder Krankheitsvertretungen wichtig, da die Vertretung durch die Dokumentation einen vielschichtigen Blick für Ihre Arbeit an den Senioren bekommen kann. Das hilft ihr, sozusagen dort weiterzumachen, wo Sie aufgehört haben.
4. Dokumentieren Sie fälschungssicher mit Stiften wie Kugelschreiber oder Faserstiften. Vermeiden Sie das Schreiben mit Bleistift oder löschbarer Tinte.
5. Dokumentieren Sie kontinuierlich alle Besonderheiten mit den Maßnahmen, die daraufhin ergriffen wurden.

Achten Sie auf eine tägliche Dokumentation

Oft nimmt man sich nicht genug Zeit für die Dokumentation oder diese nimmt zu viel Zeit ein, die dann in der Praxis fehlt. Daher ist es notwendig, das richtige Maß zu finden und nur das Wichtige aufzuschreiben. Es empfiehlt sich, täglich zu dokumentieren, bei einer wöchentlichen Dokumentation würde man zu viel vergessen, außerdem könnte eine Vertretungskraft dann nicht sehen, was gemacht wurde.

Zu den wichtigen Dingen gehören Veränderungen, Krankheiten, Unfälle, besondere Momente und Erlebnisse, die relevant für die Senioren sind, positiv wie negativ. Zudem muss dokumentiert werden, welche Folge bestimmte Ereignisse bzw. welche Ursache bestimmte Emotionen haben und wie damit gearbeitet wird bzw. welche Konsequenzen daraus gezogen wurden.

Fallbeispiel:

Frau M. hat bislang motiviert an der Handarbeitsgruppe teilgenommen und gerne Tischdecken bestickt. Aufgrund einer Verschlechterung ihres grauen Stars ist es ihr nicht mehr möglich, die filigranen Arbeiten zu sehen, was für Frau M. frustrierend ist. Sie arbeitet nun während der Handarbeitsgruppe am großen Webrahmen, in dem sie mit bunten Wollfäden einen Teppich knüpft.

Näheres zur Biografie von Frau M. auf Seite 45

Mögliche Formulierung mit dem Vier-Punkte-System:

Datum Kürzel	Angebot	Form	Zeitl. Rahmen	Ziel	Selbstständigkeit	Emotion	Weiteres Vorgehen
23.08.19 SH	Handarbeitsgruppe/ Sticken	GB	1h	Das Angebot wurde gewählt, da sie diese Tätigkeit immer gerne ausführt hat.	-	Frau M. wirkt beim Besticken der Tischdecke überfordert und angespannt. Sie kann die filigranen Stiche nicht mehr sehen.	Neues Angebot innerhalb der Gruppe: Arbeiten am Webrahmen
25.08.19 SH	Handarbeitsgruppe/ Webrahmen	GB	1h	Das Angebot wurde ausgewählt, da sie gerne Handarbeiten macht, aber nicht mehr sticken kann.	+	Frau M. wirkt beim Arbeiten mit dem Webrahmen zufrieden und entspannt. Sie arbeitet selbstständig an dem bunten Teppich.	Diese Tätigkeit wieder anbieten, macht ihr Freude

2.4.2 DON'Ts

Versuchen Sie, diese häufigen Fehler zu vermeiden

Fehler passieren hauptsächlich aus Unwissenheit und könnten oft vermieden werden, wenn eine bewusstere Sensibilisierung für gute Formulierungen in der Dokumentation stattfinden würde.

Folgendes sollte vermieden werden:

1. Ungenaue und unklare Formulierungen:
   Die Formulierungen sollten stets konkret, sachlich und nachprüfbar sein.
   „Frau A. hat während des Angebots ständig den Gruppenraum verlassen", ist beispielsweise nicht aussagekräftig und nachvollziehbar, denn es bleiben mehrere Fragen offen:
   - Welches Angebot wurde durchgeführt?
   - Wie war ihr Befinden während des Angebots?
   - Musste sie vielleicht zur Toilette, hat sie Blasenprobleme?
2. Wertende, subjektive Beschreibung:
   Wer subjektive Formulierungen liest, interpretiert diese individuell und kann dadurch zu völlig anderen Schlussfolgerungen kommen.
   Beispielsweise fehlen bei der Aussage:
   „Frau R. weint und jammert heute viel", eine Begründung und der Kontext. Außerdem ist „viel" Interpretationssache.
   Besser wäre: *„Frau R. wirkte heute während der Bewegungsgruppe traurig und niedergeschlagen. Sie weinte mehrmals und war schwer abzulenken. Eventuell hat sie Schmerzen, es sollte daher eine ärztliche Überprüfung stattfinden."*
3. Niederschreiben von vertraulichen Informationen:
   Mitarbeiter der sozialen Betreuung in Altenpflegeeinrichtungen sind nicht selten enge Vertraute der Senioren. Wenn etwas im Vertrauen mit der Bitte um Verschwiegenheit erzählt wird, darf dies normalerweise nicht in der Dokumentation erwähnt werden. Falls es von Bedeutung ist, dass die anderen Mitarbeiter über diese Tatsache informiert sind, gilt es, das Für und Wider abzuwägen und evtl. mit der Leitung darüber zu sprechen, um sich abzusichern.
4. Unberechtigte Diagnosen:
   Pflegende und betreuende Mitarbeiter in Altenpflegeeinrichtungen sind selten Neurologen, Allgemeinmediziner oder Psychiater. Nur diesen steht eine Diagnosestellung zu. Mitarbeiter der Altenpflegeeinrichtungen arbeiten lediglich mit den Diagnosen, welche die Fachkräfte gestellt haben.

Nach diesen Hinweisen zur Formulierung werden im nächsten Kapitel unterschiedliche Angebote, die in der sozialen Betreuung oft angewandt werden, mit Formulierungsbeispielen für die Gruppen- und die Einzelbetreuung vorgestellt.

Dabei wird einfach und strukturiert erklärt, wie das Angebot im Dokumentationsrahmen des Vier-Punkte-Systems dokumentiert werden kann.
Die Angebote sind nach den Bereichen der „externen Qualitätssicherung“ der neuen QPR sortiert, sodass jeder mögliche Bereich der nächsten MDK-Prüfung abgedeckt ist.

Platz für Notizen

3 Dokumentation im Dokumentationsrahmen des Vier-Punkte-Systems, gegliedert in die Qualitätsbereiche der QPR und die dazu passenden Angebote der sozialen Betreuung

3.1 „Die ganze Palette“ Passende Formulierungen mit konkreten Angeboten und Fallbeispielen aus der Praxis gemäß den QPR

Die Tätigkeiten in der sozialen Betreuung umfassen ein breites Spektrum. Die Arbeit ist sehr vielschichtig mit dauernd wechselnden Situationen und Begebenheiten. Flexibilität ist unbedingt notwendig und Langweile kommt selten bis nie auf.

Der aktuelle Wandel der Altenpflege und -betreuung

Die Menschen in den Altenpflegeeinrichtungen bekommen heutzutage eine sehr breite Palette an Angeboten, Aktivierungen oder Betätigungen, und das ist eine positive Wende. Noch vor wenigen Jahren war „satt und sauber“ die Devise und der Alltag von zielgerichteter Aktivierung und kreativen Angeboten weit entfernt. Durch den Wandel sind die Senioren in den Einrichtungen heute deutlich zufriedener und mobiler.

Das Arbeitsspektrum von Betreuungs- und Pflegekräften wurde durch diese Veränderungen stark erweitert und anspruchsvoller. Da es kaum Vorgaben bezüglich Menge, Qualität und Inhalt der einzelnen Beschäftigungsangebote gibt, müssen die Mitarbeiter kreativ und erfinderisch sein. Und das ist jeder auf seine Weise. Der eine ist eher der „Entertainer“ und schüttelt Bewegungsrunden, Feste und Singkreise mit Leichtigkeit aus dem Ärmel. Der andere ist eher der Ruhige und arbeitet leise zwischen den Tönen im Einzelgespräch, bei der Erinnerungsarbeit oder der Basalen Stimulation. Beide Pole werden gebraucht und eine Bewertung wäre fehl am Platz.

Um eins kommen jedoch alle Mitarbeiter nicht herum: Sie müssen dokumentieren und transparent aufzeigen, wie, wann, wo und warum sie gearbeitet haben. Normalerweise haben sie dafür weder ein einheitliches System noch eine Schulung in Bezug auf Formulierungshilfen. Jeder macht es auf seine Art und Weise und dementsprechend macht es jeder anders.

Einheitlichkeit, Standardformulierungen für wiederkehrende Situationen und ein festes Schema helfen jedoch dabei, Zeit zu sparen, die dann bei der Arbeit mit den Menschen eingesetzt werden kann. Außerdem wird dadurch die Dokumentation der Kollegen für alle nachvollziehbarer und somit kann jeder auf die Erfahrungen und Erkenntnisse der anderen bezüglich der Vorlieben der Senioren zurückgreifen.

Deshalb ist eine einheitliche, strukturierte und eindeutige Dokumentation wichtig

Zudem sorgt eine strukturierte und eindeutige Dokumentation in den Qualitätsprüfungen des MDK für gute Bewertungen und verdeutlicht die Qualitätsmaßstäbe der Pflegeeinrichtung.

In diesem Kapitel werden daher die verschiedenen Facetten von Angeboten und Aktivierungsmöglichkeiten mit Senioren aufgezeigt, ganz gleich ob mit oder ohne Demenz, mobil oder immobil, Gruppenangebot oder Einzelbeschäftigung. Dazu werden für jedes Angebot die nötigen Formulierungshilfen für eine fachgerechte Dokumentation zusammengestellt.

Die Einsortierung der einzelnen Angebote orientiert sich an den Richtlinien des GKV-Spitzenverbandes für die Qualitätsprüfung nach § 114 SGB XI der externen Qualitätssicherung mit den einzelnen Qualitätsbereichen, die für die soziale Betreuung relevant sind.

Einen Gesamtüberblick über alle Qualitätsbereiche finden Sie auf Seite 12

1. Unterstützung bei der Mobilität und Selbstversorgung

1.1 Unterstützung im Bereich der Mobilität
- ⇨ Bewegungsangebote

3. Unterstützung bei der Gestaltung des Alltagslebens und sozialer Kontakte

3.1 Unterstützung bei Beeinträchtigung der Sinneswahrnehmung
- ⇨ Basale Stimulation

3.2 Unterstützung bei der Tagesstrukturierung, Beschäftigung und Kommunikation
- ⇨ Gedächtnistraining
- ⇨ Spiele
- ⇨ Kreatives Gestalten
- ⇨ Hauswirtschaftliche und handwerkliche Tätigkeiten
- ⇨ Gespräche und Gesprächsrunden
- ⇨ Tierbegegnung
- ⇨ 10-Minuten-Aktivierung
- ⇨ Singen und Musizieren
- ⇨ Vorlesen
- ⇨ Veranstaltungen zum geselligen Treffen (Feste, Stammtisch, Frühschoppen)
- ⇨ Unterstützung der Alltagspraxis
- ⇨ Begleitung beim Einkaufen

⇨ Gottesdienste

⇨ Seelsorge

4. Unterstützung in besonderen Bedarfs- und Versorgungsituationen

4.1 Unterstützung der versorgten Person in der Eingewöhnungsphase nach dem Einzug

⇨ Begleitung in der Eingewöhnungsphase

4.2 Überleitung bei Krankenhausaufenthalten

⇨ Begleitung von Arztbesuchen oder Krankenhausbesuchen

4.3 Unterstützung von versorgten Personen mit herausforderndem Verhalten und psychischen Problemlagen

⇨ Maßnahmen bei herausforderndem Verhalten

⇨ Milieugestaltung und Orientierungshilfen

5. Bedarfsübergreifende fachliche Aspekte

5.2 Biografieorientierte Unterstützung

⇨ Biografiearbeit

6. Einrichtungsinterne Organisation und Qualitätsmanagement

6.2 Begleitung Sterbender und ihrer Angehörigen

⇨ Sterbebegleitung

⇨ Angehörigenarbeit

Zusätzlich:

⇨ Interdisziplinäre Zusammenarbeit

Die folgende Grafik, die an die Qualitätsbereiche der QPR angelehnt ist, zeigt, wie groß und bunt die Angebotsmöglichkeiten der sozialen Betreuung sind.

So vielfältig sind die Angebote in der sozialen Betreuung

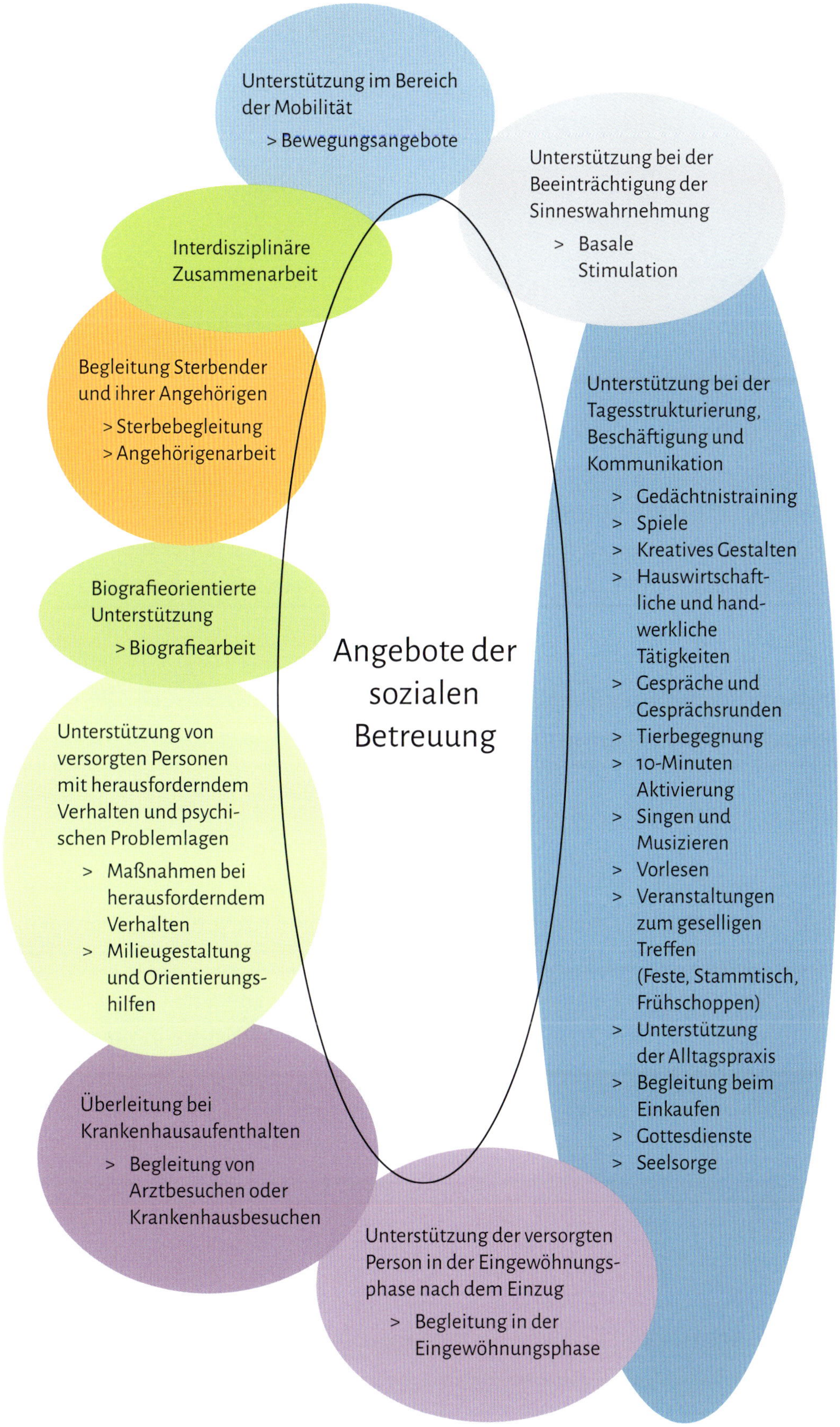

Acht typische Fallbeispiele

Selbstverständlich gibt es zwischen den einzelnen Kategorien auch Überschneidungen. Beispielweise werden in der Biografiearbeit oft kreative Techniken verwendet oder fürs Gedächtnistraining Spiele.
In den folgenden Unterkapiteln finden sich im Dokumentationsrahmen des Vier-Punkte-Systems zu jedem Angebot Beispielformulierungen. Die Dokumentation der Angebote im Dokumentationsrahmen wird mit acht Beispielen praktisch unterstützt. Diese stellen die Krankheitsgeschichte und die Biografie von (erfundenen) Damen und Herren vor, die in einem Altenpflegeheim wohnen.

1. Frau A.

Frau A. leidet an Polyarthritis, ist Witwe und musste ihren Hund abgeben

Frau A. ist 89 Jahre alt und lebt seit einem Jahr in einem Altenheim. Sie ist Witwe und kinderlos.
Frau A. leidet seit 20 Jahren an einer Polyarthritis, eine hochentzündliche und schmerzhafte Rheumaform, die besonders ihre Finger- und Fußgelenke durch starke Verformungen der Gelenke immobil macht. Deshalb fällt es ihr mittlerweile sehr schwer, feinmotorische Betätigungen auszuführen. Sie hat Schwierigkeiten, das Essbesteck zu halten und das Glas zum Trinken zu umfassen. Alle Tätigkeiten, die ihre Hände ausführen, erlebt Frau A. als sehr schmerzhaft.
Ihre Schultergelenke sind durch die Polyarthritis ebenfalls geschädigt und sie kann ihre Schulterfunktionen nur noch bedingt einsetzen. Dadurch ergeben sich Probleme bei der eigenständigen Durchführung von Tätigkeiten bei der Körperhygiene und beim Anziehen. Deshalb ist Frau A. auf pflegerische Hilfe angewiesen.
Ebenso empfindet Frau A. Schmerzen beim Laufen, da ihre Zehengelenke deformiert sind. Deshalb sitzt sie in einem Rollstuhl, den sie langsam und unter Schmerzen mit den Füßen anschiebt. Mit ihren Händen kann sie den Rollstuhl nicht mehr über die Räder fortbewegen. Das bereitet ihr zu große Schmerzen.
Nach dem Tod ihres Mannes, der sie in allen Bereichen des täglichen Lebens unterstützt hat, hat sie eigenständig beschlossen, in das nahegelegene Wohnheim umzuziehen. Dies wurde für Frau A. dadurch erschwert, dass sie ihren geliebten Hund abgeben musste, da sie ihn nicht mit ins Wohnheim mitnehmen konnte.
So muss Frau A. mehrere Schicksalsschläge bewältigen: den Tod des Ehemannes, der ihr zu Lebzeiten viel Unterstützung gegeben hat und durch den ein Leben im häuslichen Kontext möglich war, den Verlust des Hundes, der ihr sehr nahestand und ein treuer Weggefährte war, und das eigene Haus, in dem sie 50 Jahre gelebt hat.
Aufgrund dieser Schicksalsschläge verbunden mit den dauerhaften Schmerzen wirkt Frau A. phasenweise niedergeschlagen und traurig. Allerdings ist sie ein sehr geselliger Mensch und empfindet in der Gruppe Ablenkung von ihren Schmerzen. Sie ist an literarischen Texten interessiert.

2. Frau L.

Frau L. hat Demenz im mittelgradigen Stadium und ist oft rast- und ruhelos

Frau L. ist 81 Jahre alt und lebt seit eineinhalb Jahren im Altenpflegeheim. Sie ist verheiratet und hat drei Kinder und sieben Enkelkinder. Ihr Mann besucht sie fast täglich, auch von ihren Kindern und Enkelkindern, die alle in der Nähe des Altenpflegeheims leben, bekommt sie viel Besuch.
Frau L. hat eine Alzheimerdemenz im mittelgradigen Stadium. Die Demenz ist bei Frau L. so weit fortgeschritten, dass sie Defizite in ihrem Langzeitgedächtnis aufweist und ihren Mann nicht mehr als ihren Mann erkennt. Sie hält ihn für ihren Vater und die Kinder für ihre Geschwister. Die Enkelkinder assoziiert sie mit ihren eigenen Kindern. In ihrer Lebensrealität ist sie eine junge Mutter von ungefähr dreißig Jahren. Das hat zur Folge, dass sie oft unruhig und fahrig ist und immer wieder mit Nachdruck wiederholt, dass sie nach Hause zu ihren Kindern möchte. Sie bringt kein Verständnis dafür auf, dass sie nicht nach Hause darf.
Vormittags läuft sie in den Fluren des Wohnheims herum und fragt jeden Mitarbeiter, Heimbewohner oder Besucher, wann sie nach Hause könne. Wenn ihr Mann sie besucht, ist sie ruhig und zufrieden, sobald dieser aber das Wohnheim verlässt, scheint es, als sei sie von großen Ängsten und einer Unwissenheit geplagt, die sie sehr unruhig macht.
Wenn die Enkelkinder sie besuchen, wirkt sie zufrieden und freut sich an deren Anwesenheit.
Abgelenkt durch Angebote vom Betreuungspersonal vergisst sie ihren Kummer scheinbar. Sobald aber „Leerlauf" herrscht, also kein Besuch oder Angebote stattfinden, ist sie rast- und ruhelos, hat den Wunsch, nach Hause zu gehen, und teilt diesen allen mit Nachdruck mit.
In diesen „Leerlaufphasen" räumt Frau L. alles auf, fasst jeden Gegenstand an, der im Wohnbereich oder in ihrem Bewohnerzimmer steht, und gibt ihm einen neuen Platz. Es kann passieren, dass sie die Stationsküche, die mitten im Wohnbereich steht, umsortiert, das Besteck in andere Schubladen räumt oder ihren Kleiderschrank im Bewohnerzimmer komplett neu ordnet, Bücher umsortiert oder den Wohnbereich umdekoriert.
An hauswirtschaftlichen Themen wie Kochen und Backen oder Kleiderpflege ist sie interessiert. Bei ruhigen Angeboten, die weniger betätigungsorientiert sind, schläft sie ein.

3. Frau M.

Frau M. ist 87 Jahre alt. Sie lebt seit drei Jahren im Altenheim. Frau M. hat in ihrem Leben viele Schicksalsschläge erlitten.
Im Krieg verlor sie 1943 ihren geliebten Vater und ihren Onkel. Ihr erster Mann starb nach zwei Jahren Ehe bei einem Verkehrsunfall. Nach vier Jahren heiratete

Frau M. hat im Laufe ihres Lebens mehrere Familienmitglieder verloren und leidet immer wieder unter depressiven Episoden

sie erneut und bekam einen kleinen Jungen mit Trisomie 21. Der Junge war ihr ein und alles, doch leider starb er mit 17 Jahren an einem Herzfehler.
Frau M. erholte sich nach all diesen Schicksalsschlägen gut. Nach jedem Trauerfall blickte sie nach vorne und ließ sich davon nicht unterkriegen.
Als ihr zweiter Ehemann jedoch vor fünf Jahren an Krebs starb, gelang ihr dies nicht mehr. Frau M. fiel in eine tiefe Depression. Ihre Gedanken kreisten um die Todesfälle ihrer Angehörigen und sie fühlte sich für diese verantwortlich. Sie blieb nur noch in ihrer Wohnung, ging nicht mehr hinaus, kochte und pflegte sich nicht mehr. Sie trank nur noch Leitungswasser und ernährte sich von den Vorräten, die sie noch im Haus hatte. Als diese aufgebraucht waren und sie Hunger litt, teilte sie sich einer Freundin mit, die den Arzt informierte.
Daraufhin wurde ihre Unterbringung in einer gerontopsychiatrischen Einrichtung veranlasst. Dort wurde sie medikamentös eingestellt, und als ihr Allgemeinzustand sich wieder verbessert hatte, wurde für sie ein Pflegeheimplatz gesucht, da Frau M. nicht mehr alleine leben wollte und konnte.
Seit drei Jahren wohnt sie im Altenpflegeheim. Sie fühlt sich wohl und ist dankbar, dass sie nicht mehr alleine leben muss. Depressive Episoden erleidet sie immer wieder, besonders Todesfälle der Bewohner sind sehr schlimm für sie. Häufig zieht sie sich in ihr Zimmer zurück und weint. Sie hat gerne Gesellschaft, fühlt sich aber in großen und lauten Gruppen unwohl. Ihre Lieblingsbeschäftigung sind kreative Angebote, sie arbeitet selbstständig und mit Freude mit, wenn die Teilnehmerzahl der Gruppe fünf Personen nicht übersteigt.
Frau M. hat große Angst vor einem Sturz, da sie vor fünf Wochen auf dem nächtlichen Toilettengang gestürzt ist und sich dabei die Hüfte geprellt hat. Seitdem läuft sie nur noch am Rollator.

4. Herr K.

Herr K. leidet an einer Alzheimerdemenz im Anfangsstadium. Der Umzug in das Pflegeheim fand auf eigenen Wunsch statt

Herr K. ist 78 Jahre alt und lebt seit zwei Monaten im Altenpflegeheim. Er ist geschieden und hat zwei erwachsene Söhne. Vor dem Einzug lebte er alleine in seiner Wohnung.
Seit ungefähr einem Jahr beobachtet Herr K. kognitive Veränderungen. Er vergisst neue Gedächtnisinhalte sofort wieder. Als er vom Einkaufen mit dem Auto den eigentlich bekannten Heimweg nicht mehr auf Anhieb fand und sich in der Stadt verirrte, besuchte er den Hausarzt.
Dieser überwies ihn in die Gedächtnissprechstunde einer Memoryklinik. Es zeigte sich, dass Herr K. an Alzheimer im Anfangsstadium leidet.
Daraufhin beschloss Herr K. mit seinen Söhnen den Umzug in das Altenpflegeheim, da er große Angst vor den kognitiven Veränderungen hatte und lieber in einem geschützten Rahmen leben wollte.

Nach dem Einzug musste er jedoch feststellen, dass er sich das Leben in einem Altenheim bedeutend leichter vorgestellt hatte.
Er hat Schwierigkeiten, sich zu orientieren. Oft irrt er in dem großen Haus herum und findet seine Station oder sein Zimmer nicht. Das erlebt Herr K. als sehr frustrierend und peinlich.
Er hat eine Krankheitseinsicht, sein kognitiver Verfall ist ihm sehr wohl bewusst und das erzeugt Traurigkeit und Resignation.
Angebote, bei denen seine kognitiven Fähigkeiten trainiert werden, nimmt er gerne an, wenn sie seinem Niveau entsprechen. Allerdings ist er kein geselliger Mensch und immer wieder gerne alleine. Sein katholischer Glaube gibt ihm Halt und eine Richtschnur für sein Leben.
In seinem aktiven Berufsleben war er Mitarbeiter der Sparkasse in seinem Heimatort. Er hat seinen Beruf gerne ausgeführt.

5. Herr O.

Herr O. ist nach einem Schlaganfall halbseitig gelähmt und leidet an einer Aphasie

Herr O. ist 92 Jahre alt und lebt seit drei Jahren im Altenpflegeheim. Er ist seit acht Jahren Witwer und hat drei Kinder und drei Enkelkinder die alle mindestens 200 Kilometer von ihm entfernt leben. Als Herr O. vor drei Jahren einen Schlaganfall erlitt, war der Umzug von seinem Eigenheim mit großem Garten in das Altenpflegeheim unabdingbar.
Durch den Schlaganfall hat Herr O. eine rechte Halbseitenlähmung erlitten und ist seitdem gangunfähig. Er sitzt dauerhaft im Rollstuhl und braucht Hilfe beim Transfer auf die Toilette oder in das Bett. Durch die rechtseitige Lähmung ist er in der Ausführung alltäglicher Fertigkeiten wie essen und trinken gehandicapt. Das Greifen nach einem Glas oder das Halten eines Messers in der rechten Hand ist ihm nicht möglich. Die Kompensation mit der linken gesunden Hand ist für ihn in der Umsetzung schwer, jedoch versucht er meist unbeholfen, sie in allen Betätigungen einzusetzen.
Zusätzlich hat er eine Aphasie mit Wortfindungsstörungen. Besonders bei der Benennung von Gegenständen hat er Schwierigkeiten. Das macht ihn oft ärgerlich und er fängt schnell an, zu fluchen, wenn er die richtigen Worte nicht findet.
Herr O. ist rund um die Uhr auf pflegerische Hilfe angewiesen.
Herr O. sitzt gerne in seinem Bewohnerzimmer und schaut fern. Er vermisst seinen großen Garten mit den Obstbäumen und den Blumen. Wenn Betreuungskräfte ihn zu einem Spaziergang im Garten einladen, ist er erfreut und kommt gerne mit.
Herr O. hat ein großes Bedürfnis, von seinem Leben zu erzählen. Berufliche und private Erinnerungen teilt er sehr gerne in dem Maß, wie seine Wortfindungsstörungen es zulassen. Wenn die Worte nicht so rauskommen, wie er das gerne hätte, wirkt er verärgert oder resigniert.
Herrn O. ist es wichtig, dass die Angebote nicht kindlich sind, und er mag keine großen Gruppen. In der Einzelbetreuung ist er sehr offen und zugänglich.

6. Herr B.

Herr B. leidet nach langjährigem Alkoholmissbrauch am Korsakow-Syndrom

Herr B. lebt seit zwei Jahren im Altenheim. Er ist 67 Jahre alt und trockener Alkoholiker.
Seine Alkoholgeschichte fing im Teenageralter an, als er bei Schulversagen und Liebeskummer Trost im Alkohol suchte. Mit 17 Jahren trank er während seiner Ausbildung zum Maurer nach Feierabend regelmäßig Alkohol. Mit 19 Jahren verlor er seinen Führerschein wegen eines durch ihn unter Alkohol verursachten Verkehrsunfalls mit Todesfolge.
Nach diesem Ereignis betrank er sich jeden Abend fast bis zur Besinnungslosigkeit und ging am nächsten Morgen nicht zur Arbeit, sodass er entlassen wurde. Bald darauf wurde er obdachlos und lebte auf der Straße. Er bettelte, um seinen Alkoholkonsum zu finanzieren. Immer wieder kam er durch die Hilfe von Sozialarbeitern in Obdachlosenheime. Zweimal durchlief er einen Entzug, wurde aber wieder rückfällig. Vor drei Jahren kapitulierte sein Körper und er wurde in eine Klinik eingewiesen. Er durchlebte seinen dritten Entzug und ist seitdem enthaltsam.
Anschließend zog Herr B. in ein Wohnheim für trockene ehemals obdachlose Alkoholiker. Allerdings weist sein Gehirn aufgrund des jahrelangen übermäßigen Alkoholkonsums einen irreparablen Schaden auf, sodass er eine massive Kurzzeitgedächtnisstörung entwickelt hat. Er vergisst häufiger, welcher Tag ist, und kann sich an Gespräche, die vor 15 Minuten stattgefunden haben, nicht mehr konkret erinnern. Er kann sich neue Gedächtnisinhalte nicht mehr merken, dazu kommt eine Desorientiertheit.
Da das Wohnheim auf jüngere und kognitiv fittere Bewohner mit dem Schwerpunkt Arbeitstherapie ausgerichtet war, zog Herr B. in ein Altenwohnheim in seiner Heimatstadt.
Trotz seiner Kurzzeitgedächtnisstörungen wirkt er zufrieden. Er sagt, er sei dankbar, da er sich noch gut an das Leben auf der Straße mit dem Suchtdruck erinnern kann, und meint, es ginge ihm im Altenheim so gut wie noch nie. Er genießt alle gesellschaftlichen Runden und ist begeisterungsfähig.

7. Frau R.

Frau R. hat eine Alzheimerdemenz im letzten Stadium. Sie leidet an Somnolenz

Frau R. ist 81 und lebt seit einem Jahr im Altenpflegeheim ihres Heimatortes. Sie hat eine Alzheimerdemenz im letzten Stadium und ist komplett auf die Hilfe des Pflegepersonals angewiesen. Sie kann keine Tätigkeit alleine durchführen, da sie somnolent im Bett liegt. Es scheint, als würde sie nichts mehr von ihrer Umwelt mitbekommen.
Vor einem Jahr kam sie ins Pflegeheim, da die Angehörigen mit der häuslichen Pflege trotz Unterstützung durch den Pflegedienst überlastet waren.
Frau R. kann nicht mehr sprechen oder sich mitteilen. Auf Ansprache reagiert sie höchstens damit, dass sie ihre Augen öffnet. Ihr Blick wirkt leer und ausdruckslos.

Sie wird durch eine Sonde ernährt, da sie Schluckschwierigkeiten hat.
Ihre gesamten Muskeln wirken angespannt und sie entwickelt eine leichte Beugespastik im Schulter-Arm-Hand-Bereich. Wenn ihr Geräusche außerhalb ihres Bewohnerzimmers zu laut erscheinen, schreit Frau R. in gellenden Tönen.
Frau R. reagiert mit dem Öffnen ihrer Augen auf Berührung und leise Musik.

8. Herr W.

Herr W. ist 92 Jahre alt und lebt seit fünf Jahren im Altenpflegeheim. Aufgrund seiner Parkinsonerkrankung kann er nicht mehr alleine leben, sodass er nach dem Tod seiner Frau ins Heim gezogen ist.
In den letzten fünf Jahren hat sich sein Gesundheitszustand immer mehr verschlechtert, seit einem Jahr ist er schwerstpflegebedürftig und kann das Bett nicht mehr verlassen. Seit zwei Wochen hat er eine Lungenentzündung, der Arzt für Palliativmedizin erwartet seinen Tod in wenigen Tagen.

Herr W. hat eine akute Lungenentzündung und zudem Parkinson.

3.2 Unterstützung im Bereich der Mobilität/ Qualitätsbereich 1, 1.1, Bewegung

„Sich regen bringt Segen", besonders im Alter. Die Grundproblematik ist bekannt: Menschen im fortgeschrittenem Alter bewegen sich zu wenig. Daraus resultieren Krankheiten und gesundheitliche Beeinträchtigungen wie zum Beispiel:

- Muskelabbau
- Rücken- und Kopfschmerzen
- Herz-Kreislauf-Erkrankungen
- Verdauungsprobleme
- Übergewicht
- Diabetes Typ 2
- Osteoporose
- Arthrose

Eine Beeinträchtigung, die eine weitere gesundheitliche Einschränkung mit sich bringen kann, ist die Sturzgefährdung und der daraus entstehende Teufelskreis:

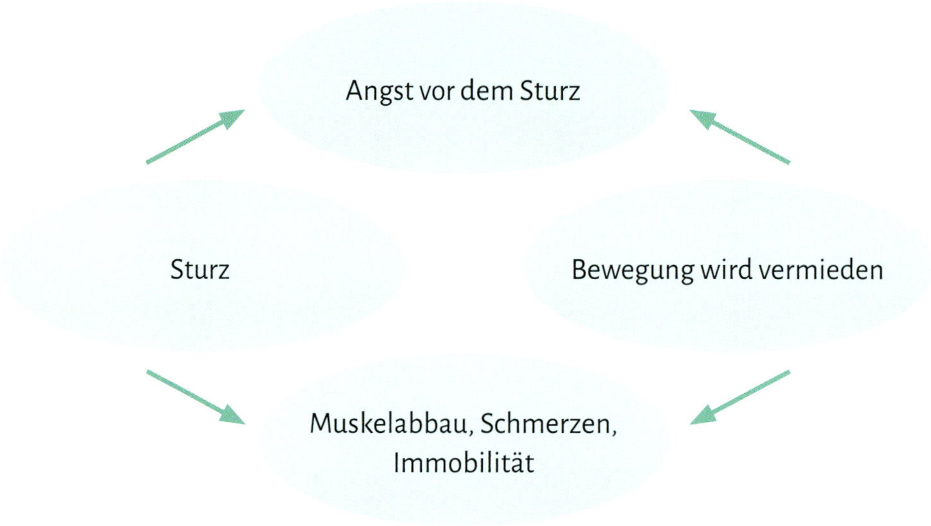

Deshalb ist Sturzprophylaxe wichtig

„Stürze lassen sich nicht immer verhindern, aber deren Anzahl mindern und die Folgen lindern."
Wenn die älteren Menschen sich genug bewegen, wird die Sturzgefährdung reduziert. Daher sollten zur Sturzprophylaxe und Gesundheitsförderung in Altenpflegeeinrichtungen in der Gruppe oder auch im Einzelbetreuungskontext zahlreiche Bewegungsangebote, wie klassische Gymnastik oder Tänze bis hin zu Sitzgymnastik und Sitztanz, angeboten werden.

So dokumentieren Sie ganz einfach Angebote und Ziele

Angebote aus dem Tätigkeitsbereich Bewegung:

- Bewegungsrunden
- Sitzgymnastikgruppe
- Sitztanzgruppe
- Sturzprophylaxegruppe
- Bewegungsspiele
- Spaziergänge

Ziele der Bewegungsangebote:

- Verbesserung der Körpererfahrung
- Verbesserung der Gleichgewichtsfähigkeit
- Verbesserung der Reaktionsfähigkeit
- Erhöhung der Kraft
- Verbesserung oder Erhalt der Bewegungsfähigkeit
- Reduzierung der Angst vor Bewegung und Sturzfolgen
- Soziale Teilhabe in der Gruppe
- Freude an Bewegung wecken

Dokumentation für das Angebot Bewegung im Gruppenkontext

Angebot 1: In der Sitzgymnastikgruppe werden Bewegungsübungen wie Dehn- und Kräftigungsübungen der Arme und Schulter durchgeführt. Dabei sind Bälle im Einsatz.

Fallbeispiel 1:

Herr K. hat eine Anfangsdemenz ohne motorische Einschränkungen.

Positive Emotion:

Datum Kürzel	Angebot	Form	Zeitl. Rahmen	Ziel	Selbstständigkeit	Emotion	Weiteres Vorgehen
23.11.19 SH	Sitzgymnastikgruppe: Bewegungsübung für Arme und Schultern	GB	30 min	Erweiterung der Bewegungsfähigkeit Freude an Bewegung	+	Herr K. führt die Übungen freudig und motiviert durch	Dauerhafte Integration in die Sitzgymnastikgruppe

Fallbeispiel 2:

Frau A. hat eine ausgeprägte Polyarthrose. Das führt zu einer starken Bewegungseinschränkung, da sie starke Schmerzen bei Bewegung hat.

Negative Emotion:

Datum Kürzel	Angebot	Form	Zeitl. Rahmen	Ziel	Selbstständigkeit	Emotion	Weiteres Vorgehen
23.11.19 SH	Sitzgymnastikgruppe: Bewegungsübung für Arme und Schultern	GB	30 min	Verbesserung der Bewegungsfähigkeit	-	Frau A. ist es aufgrund ihrer Arthritis nicht möglich, die Übungen durchzuführen, sie wirkt frustriert und klagt über Schmerzen in der Schulter	Beim nächsten Angebot mehr Schwerpunkt auf die Hände legen, sanfte Handgymnastik in der EB

Angebotsbeispiel 2: In einer Gruppe von acht Teilnehmern wird ein Pantomime-Spiel gespielt. Die Betreuungskraft nennt eine Tätigkeit (Bsp. Äpfel pflücken), alle Teilnehmer führen die entsprechende Bewegung aus.

Fallbeispiel Herr B.:

Herr B. hat ein Korsakow-Syndrom mit einer Kurzzeitgedächtnisstörung.

Positive Emotionen:

Datum Kürzel	Angebot	Form	Zeitl. Rahmen	Ziel	Selbstständigkeit	Emotion	Weiteres Vorgehen
23.11.19 SH	Bewegungsgruppe/ Pantomime	GB	30 min	Stärkung des Selbstbewusstseins, Reduzierung der Angst vor Bewegung und Sturzfolgen, soziale Teilhabe in der Gruppe	+	Herr B. führt begeistert und mit Freude die Bewegungen aus und lässt sich zudem eigene einfallen und leitet die Gruppe dabei an	Dauerhafte Integration in die Bewegungsgruppe

Fallbeispiel Herr K.:

Herr K. hat eine Anfangsdemenz.

Negative Emotion:

Datum Kürzel	Angebot	Form	Zeitl. Rahmen	Ziel	Selbstständigkeit	Emotion	Weiteres Vorgehen
23.11.19 SH	Bewegungsgruppe/ Pantomime	GB	30 min	Verbesserung der Körpererfahrungen Freude an Bewegung	-	Herr K. wirkt gelangweilt und macht einen lustlosen Eindruck.	Das nächste Angebot sollte „erwachsenengerechter“ sein

Dokumentation für das Angebot Bewegung im Einzelbetreuungskontext

Angebotsbeispiel 1: Die Betreuungskraft bietet einen Spaziergang durch den Garten an.

Fallbeispiel Frau L.:

Frau L. hat eine Demenz im mittelgradigen Stadium und ist mobil.

Positive Emotionen:

Datum Kürzel	Angebot	Form	Zeitl. Rahmen	Ziel	Selbst-ständig-keit	Emotion	Weiteres Vorgehen
23.11.19 SH	Spazier-gang im Garten	EB	20 min	Erhalt der Beweglichkeit Verbesserung der Körperwahrnehmung	+	Frau L. wirkt zufrieden und entspannt. Sie genießt die Blumen	Angebot bei schönem Wetter wiederholen

Fallbeispiel Frau M.:

Frau M. hat eine Altersdepression und ist gangunsicher.

Negative Emotionen:

Datum Kürzel	Angebot	Form	Zeitl. Rahmen	Ziel	Selbst-ständig-keit	Emotion	Weiteres Vorgehen
23.11.19 SH	Spazier-gang im Garten	EB	15 min	Angstreduzierung vor Bewegung und Stürzen, Bewegungsfähigkeit verbessern	+ -	Frau M. formuliert immer wieder, dass sie Angst hat, zu stürzen, und möchte wieder in das Haus	Erst mal Bewegung im Haus anbieten, bei sicherem Gang wieder in den Garten

Angebotsbeispiel 2: Senior und Betreuungskraft spielen ein Bewegungsspiel mit einem Würfel. Den Würfelaugen sind einzelne Bewegungen zugeordnet. Würfelt man eine Zahl, muss man die entsprechende Bewegung ausführen.

Fallbeispiel Frau L.:

Frau L. hat eine mittelgradige Demenz.

Positive Emotionen:

Datum Kürzel	Angebot	Form	Zeitl. Rahmen	Ziel	Selbst-ständig-keit	Emotion	Weiteres Vorgehen
23.11.19 SH	Bewe-gungs-spiel	EB	15 min	Erhalt der Be-weglichkeit Freude und Spaß an Be-wegung	+	Frau L. spielt begeistert mit und führt die Bewegungen motiviert aus	Wieder-holung und Ausbau des Angebots

Fallbeispiel Herr O.:

Herr O. ist durch einen Schlaganfall halbseitig gelähmt.

Negative Emotionen:

Datum Kürzel	Angebot	Form	Zeitl. Rahmen	Ziel	Selbst-ständig-keit	Emotion	Weiteres Vorgehen
23.11.19 SH	Bewe-gungs-spiel	EB	15 min	Verbesserung der Bewe-gungsfähig-keit und der Kraft	-	Herr O. wirkt gelangweilt und äußert, dass er auf dieses Spiel-chen keine Lust hat	Beim nächs-ten Angebot mehr auf Halbseiten-lähmung achten

3.3 Unterstützung bei Beeinträchtigung der Sinneswahrnehmung, Qualitätsbereich 3, 3.1, Basale Stimulation

Angebote und Ziele der Basalen Stimulation

Der Begriff „Basale Stimulation" beschreibt ein Konzept, das schwerstpflegebedürftige Menschen erreichen soll. Mit gezielten Angeboten wird ihnen die Möglichkeit gegeben, sich selbst wieder zu spüren und in Kontakt mit ihrer Umwelt zu kommen. Begründer sind Andreas Fröhlich und Christel Bienstein.
Da schwerstpflegebedürftige Menschen viele ihrer Fähigkeiten verloren haben, werden für die „Basale Stimulation" gezielt die verbliebenen Wahrnehmungsmöglichkeiten angesprochen.

Angebote aus dem Tätigkeitsbereich Basale Stimulation:

- Massagen
- Ausstreichungen
- Waschungen (Handwaschungen)
- Nachmodellieren der Körpergrenzen
- Wiegen und Durchführung kleiner Schaukelbewegungen
- Arbeiten mit Massagegeräten
- Durchführung von Bewegungsübungen am Bewohnerbett

Ziele der Angebote Basale Stimulation:

- Den eigenen Körper wieder erfahren
- Kontakt mit der Außenwelt
- Erleben von Sicherheit
- Abwechslung vom homogenen Umfeld
- Wohlbefinden
- Lösen von muskulärer Anspannung

Dieses Angebot eignet sich ausschließlich für den Einzelbetreuungskontext

Angebotsbeispiel 1: Dem schwerstpflegebedürftigen Menschen wird eine Ausstreichung der Arme und Hände angeboten.

Fallbeispiel Frau R.:

Frau R. hat eine Alzheimerdemenz im letzten Stadium, sie ist bettlägerig und schwerstpflegebedürftig.

Positive Emotionen:

Datum Kürzel	Angebot	Form	Zeitl. Rahmen	Ziel	Selbstständigkeit	Emotion	Weiteres Vorgehen
23.11.19 SH	Basale Stimulation /Ausstreichung der Arme und Hände	EB	20 min	Lösen von muskulärer Anspannung, Wohlbefinden	-	Frau R. wirkt entspannt. Sie schmatzt leise vor sich hin	Dieses Angebot wieder wählen

Angebotsbeispiel 2: Die Betreuungskraft bietet dem schwerstpflegebedürftigen Menschen eine Massage mittels eines Massagegerätes im Nacken-Schulter-Arm-Bereich an.

Fallbeispiel von Frau R.:

Frau R. hat eine Alzheimerdemenz im letzten Stadium, sie ist bettlägerig und schwerstpflegebedürftig.

Negative Emotionen:

Datum Kürzel	Angebot	Form	Zeitl. Rahmen	Ziel	Selbstständigkeit	Emotion	Weiteres Vorgehen
24.11.19 SH	Basale Stimulation/Massagegerät	EB	10 min	Das Angebot sollte Wohlbefinden auslösen und muskuläre Anspannung lösen	+	Frau R. schreit und wirkt erregt und verängstigt	Nur noch mit der Hand Massagen durchführen, kein Medium benutzen, da vielleicht zu heftig und/ oder laut

3.4 Unterstützung bei der Tagesstrukturierung, Beschäftigung und Kommunikation, Qualitätsbereich 3, 3.2

3.4.1 Gedächtnistraining

Deshalb ist Gedächtnistraining wichtig

Gedächtnistraining ist ein Sammelbegriff für viele unterschiedliche Maßnahmen, die der Erweiterung, Aktivierung oder Erhaltung der kognitiven Fähigkeiten von Menschen dienen. Das Gedächtnistraining wird meist auf spielerische Art und Weise in der Gruppe oder im Einzelbetreuungskontext durchgeführt. Es ist ein sehr wichtiges Angebot der sozialen Betreuung, da die Senioren in den Altenpflegeeinrichtungen sonst meist nur wenigen kognitiven Anstrengungen ausgesetzt sind. Gemäß dem Motto „Use it or lose it" („Benutze deine Fähigkeiten oder verliere sie") sollten so oft wie möglich Gedächtnistrainings in den Altenpflegeeinrichtungen stattfinden.
Es ist wissenschaftlich erwiesen, dass Gedächtnistraining eine demenzielle Erkrankung verlangsamen kann, wenn das Angebot vor dem Ausbruch der Erkrankung oder im Anfangsstadium durchgeführt wird.

So dokumentieren Sie ganz einfach Angebote und Ziele

Angebote aus dem Tätigkeitsbereich Gedächtnistraining:

- Merkfähigkeitsübungen (Gegenstände merken lassen, Anwendung von Mnemotechniken, Begriffe merken lassen)
- Konzentrationsübungen (Spiele allgemein, Puzzles, Reihum-Übungen, Knobelaufgaben, Gegenteil-Übungen, Zähl-Übungen, Stroop-Test, Texte lesen und wiedergeben, Such- oder Zählaufgaben, logische Rätsel, Teekesselchen, Stadt, Land, Fluss)
- Wahrnehmungsübungen (Arbeiten mit Tastsäckchen, Puzzles, Schätz-Übungen, Vexierbilder, Schmeck- oder Riechmemory, Geschichten mit Bildern
- Übungen für den Wortschatz (Anagramme, Wortketten, Füllwörter
- Kreativität (Zeichenaufgaben, Rebus-Rätsel, Bildhafte Rätsel, Reimübungen)

Ziele der Angebote Gedächtnistraining:

- Erweiterung der Merkfähigkeiten (Aktivierung des Kurzzeit- oder Langzeitgedächtnisses)
- Steigerung der Konzentrationsleistungen
- Sensibilisierung der Wahrnehmung
- Förderung des Wortschatzes

- Aktivierung der Kreativität
- Soziale Teilhabe in den Gruppen

Dokumentation für das Angebot Gedächtnistraining im Gruppenkontext

Angebotsbeispiel 1: In einer Gruppe von acht Teilnehmern wird „Stadt, Land, Fluss" nach den klassischen Spielregeln durchgeführt

Fallbeispiel Frau L.:

Frau L. hat eine Demenz im mittelgradigen Stadium und ist mobil.

Positive Emotion:

Datum Kürzel	Angebot	Form	Zeitl. Rahmen	Ziel	Selbst-ständig-keit	Emotion	Weiteres Vorgehen
23.11.19 SH	Gedächtnistraining Stadt, Land, Fluss	GB	30 min	Förderung des Wortschatzes, Steigerung der Konzentration, soziale Teilhabe in der Gruppe	+	Frau L. wirkt motiviert und aufmerksam, ihre stetigen Beiträge sind passend und sie wirkt entspannt und stolz	Dauerhafte Integration in die GT-Gruppe

Fallbeispiel Frau A.:

Frau A. hat eine ausgeprägte Polyarthrose. Das führt zu einer starken Bewegungseinschränkung, da sie starke Schmerzen bei Bewegung hat.

Negative Emotion:

Datum Kürzel	Angebot	Form	Zeitl. Rahmen	Ziel	Selbstständigkeit	Emotion	Weiteres Vorgehen
23.11.19 SH	Gedächtnistraining Stadt, Land, Fluss	GB	30 min	Soziale Teilhabe	+	Frau A. wirkt gelangweilt und gleichgültig. Sie beteiligt sich kaum	Beim nächsten Angebot muss auf den Schwierigkeitsgrad geachtet werden, damit sie nicht unterfordert wird

Angebotsbeispiel 2: In einer Gruppe von sechs Teilnehmern werden Übungen zur Merkfähigkeit mittels Gegenstände gemacht. Die Teilnehmer schauen sich zuerst die Gegenstände an, danach werden diese zugedeckt und die Teilnehmer schreiben die Gegenstände auf, an die sie sich erinnern.

Fallbeispiel Herr K.:

Herr K. hat eine Anfangsdemenz ohne motorische Einschränkungen.

Positive Emotion:

Datum Kürzel	Angebot	Form	Zeitl. Rahmen	Ziel	Selbstständigkeit	Emotion	Weiteres Vorgehen
23.11.19 SH	Gedächtnistraining Merkübung mittels Gegenständen	GB	30 min	Aktivierung der Merkfähigkeiten und positive Beeinflussung des Selbstwertgefühls	+	Herr K. wirkt zufrieden und aufmerksam, er kann sich 5 von 7 Gegenständen merken und ist darauf sichtlich stolz	Dauerhafte Integration in die GT-Gruppe

Fallbeispiel Herr B.:

Herr B. hat ein Korsakow-Syndrom mit einer Kurzzeitgedächtnisstörung.

Negative Emotion:

Datum Kürzel	Angebot	Form	Zeitl. Rahmen	Ziel	Selbstständigkeit	Emotion	Weiteres Vorgehen
23.11.19 SH	Gedächtnistraining Merkübung mittels Gegenständen	GB	30 min	Erhalt von Merkfähigkeiten	+ -	Herr K. wirkt traurig, angespannt und überfordert, er kann sich kaum Gegenstände merken	Das nächste Angebot sollte niedrigschwelliger sein

Dokumentation für das Angebot Gedächtnistraining im Einzelbetreuungskontext

Angebotsbeispiel 1: Im Bewohnerzimmer lässt die Betreuungskraft den Senior bekannte Sprichwörter ergänzen.

Fallbeispiel Frau L.:

Frau L. hat eine Demenz im mittelgradigen Stadium und ist mobil.

Positive Emotion:

Datum Kürzel	Angebot	Form	Zeitl. Rahmen	Ziel	Selbstständigkeit	Emotion	Weiteres Vorgehen
23.11.19 SH	Gedächtnistraining mittels Sprichwörtern	EB	15 min	Aktivierung des Langzeitgedächtnisses, Förderung des Wortschatzes	+	Frau L. wirkt wach und zufrieden. Sie vervollständigt fast alle Sprichwörter ohne Hilfestellung	Wiederholung und Ausbau des Angebots

Fallbeispiel Herr O.:

Herr O. ist halbseitig gelähmt durch einen Schlaganfall und hat Wortfindungsstörungen.

Negative Emotion:

Datum Kürzel	Angebot	Form	Zeitl. Rahmen	Ziel	Selbst-ständig-keit	Emotion	Weiteres Vorgehen
23.11.19 SH	Gedächtnis-training mittels Sprich-worte	EB	15 min	Aktivierung des Langzeit-gedächtnisses, Förderung des Wortschatzes, Steigerung der Konzent-ration	-	Herr O. wirkt bei dem Versuch, die Sprichwörter zu erraten, überfordert und ärgerlich. Er ist aufgrund der Sprach-störung nicht in der Lage, richtige Antworten zu geben	Beim nächsten Angebot sollte der Anforderungscharakter keine sprachlichen Leistungen enthalten.

Angebotsbeispiel 2: Im Einzelbetreuungskontext löst die Betreuungskraft mit der Person ein Sudoku aus einer Zeitschrift.

Fallbeispiel Frau M.:

Frau M. hat eine Altersdepression und ist gangunsicher.

Positive Emotion:

Datum Kürzel	Angebot	Form	Zeitl. Rahmen	Ziel	Selbst-ständig-keit	Emotion	Weiteres Vorgehen
23.11.19 SH	Gedächt-nis-trai-ning mittels Sudoku	EB	15 min	Erweiterung der Konzent-rationsfähig-keiten	+	Frau M. löste das Sudoku aufmerksam und ent-spannt. Sie wirkte dabei motiviert und strebsam. Sie konnte sich über den ge-samten Zeit-raum konstant konzentrieren	Wieder-holung und Ausbau des Angebotes

Fallbeispiel K.:

Herr K. hat eine Anfangsdemenz ohne motorische Einschränkungen.

Negative Emotion:

Datum Kürzel	Angebot	Form	Zeitl. Rahmen	Ziel	Selbst-ständig-keit	Emotion	Weiteres Vorgehen
23.11.19 SH	Gedächt-nistrai-ning mittels Sudoku	EB	15 min	Verbesserung der Konzent-ration		Herr K. wirkte beim Versuch, das Sudoku zu lösen, angespannt und überfor-dert. Angebot wurde abge-brochen	Beim nächs-ten Besuch sollte ein einfacheres Angebot ge-wählt werden

3.4.2 Spiele

Spielen schafft positive Emotionen

Spiele sind so alt wie die Menschheit. In jedem Menschen ist das Spielen verankert. Alle Menschen haben als Kinder gespielt, vielleicht auch als Erwachsener im Skat- oder Kegelclub, in der Rommé-Runde mit den Nachbarn oder als Familie sonntagsnachmittags mit Brettspielen. Spiele erzeugen ein gutes Gefühl, fördern die Gemeinschaft und aktivieren die Kreativität.
Alte Menschen erinnern sich gern an Spiele ihrer Kindheit und Jugend oder an Spielgelegenheiten während des aktiven Erwachsenenalters. Die positiven Emotionen beim Spiel geben den Senioren eine Möglichkeit, Lebensqualität und Wohlbefinden zu erleben.

So dokumentieren Sie ganz einfach Angebote und Ziele

Angebote aus dem Tätigkeitsbereich Spiele:

- Klassiker (altbekannt und immer wieder bewährt)
- Bewegungsspiele
- Spielerisches Gedächtnistraining
- Wahrnehmungsspiele

Ziele der Angebote Spielen:

- Erweiterung der Konzentration und Aufmerksamkeit
- Erweiterung des Kurzeit- und Langzeitgedächtnisses
- Spaß und Freude
- Erhaltung der motorischen Fähigkeiten
- Orientierung
- Soziale Teilhabe
- Stärkung des Selbstbewusstseins

Spiele unterstützen das Gedächtnistraining

Das Angebot „Spiele“ überschneidet sich mit anderen Angeboten wie „Gedächtnistraining“ oder „Bewegung“. Die Zuordnung ist nicht immer eindeutig, Spiele wie „Stadt, Land, Fluss“ bieten selbstverständlich Spaß und aktivieren gleichzeitig das Gedächtnis. Letztlich geschieht die Zuordnung auch aufgrund der Absicht, die in einer konkreten Situation dahinter steckt: Steht der Spielcharakter (soziale Teilhabe, Spaß, Freude) im Vordergrund oder Bewegung oder Gedächtnistraining?

Dokumentation für das Angebot Spiele im Gruppenkontext

Angebotsbeispiel 1: In einer Gruppe von vier Teilnehmern wird „Mensch ärgere Dich nicht" unter Anleitung einer Betreuungskraft gespielt.

Fallbeispiel Herr B.:

Herr B. hat ein Korsakow-Syndrom mit einer Kurzzeitgedächtnisstörung.

Positive Emotion:

Datum Kürzel	Angebot	Form	Zeitl. Rahmen	Ziel	Selbstständigkeit	Emotion	Weiteres Vorgehen
23.11.19 SH	Spiel: Mensch ärgere Dich nicht	GB	15 min	Stärkung des Selbstbewusstseins, soziale Teilhabe	+	Herr B. spielt begeistert mit. Er unterstützt und hilft anderen TN	Angebot mit gleichen TN wiederholen

Fallbeispiel Frau L.:

Frau L. hat eine Demenz im mittelgradigen Stadium und ist mobil.

Negative Emotion:

Datum Kürzel	Angebot	Form	Zeitl. Rahmen	Ziel	Selbstständigkeit	Emotion	Weiteres Vorgehen
23.11.19 SH	Spiel: Mensch ärgere Dich nicht	GB	15 min	Ermöglichung von sozialer Teilhabe, Spaß und Freude	+ -	Frau L. wirkt fahrig, überfordert und orientierungslos	Beim nächsten Angebot leichteres Spielmaterial wählen

Angebotsbeispiel 2: Am Nachmittag wird die klassische Bingo-Runde im Altenheim angeboten.

Fallbeispiel Herr K.:

Herr K. hat eine Anfangsdemenz ohne motorische Einschränkungen.

Positive Emotion:

Datum Kürzel	Angebot	Form	Zeitl. Rahmen	Ziel	Selbstständigkeit	Emotion	Weiteres Vorgehen
23.11.19 SH	Bingo-Runde	GB	30 min	Stärkung des Selbstbewusstseins	+	Herr K. übernimmt begeistert die Leitung und zieht die Zahlen	Wiederholen des Angebots

Fallbeispiel Frau M.:

Frau M. hat eine Altersdepression und ist gangunsicher.

Negative Emotion:

Datum Kürzel	Angebot	Form	Zeitl. Rahmen	Ziel	Selbstständigkeit	Emotion	Weiteres Vorgehen
23.11.19 SH	Bingo-Runde	GB	30 min	Ermöglichung von sozialer Teilhabe	-	Frau M. wirkt überfordert, es scheint, als fühle sie sich in der Gruppe unwohl	Angebot im Einzelbetreuungskontext

Dokumentation für das Angebot Spielen im Einzelbetreuungskontext

Angebotsbeispiel 1: Die Betreuungskraft bietet der Person das Kartenspiel „Mau Mau“ an.

Fallbeispiel Frau M.:

Frau M. hat eine Altersdepression und ist gangunsicher.

Positive Emotion:

Datum Kürzel	Angebot	Form	Zeitl. Rahmen	Ziel	Selbstständigkeit	Emotion	Weiteres Vorgehen
23.11.19 SH	Spiel Mau Mau	EB	15 min	Freude und Spaß, Trauerablenkung	+	Frau M. wirkt freudig beim Spielen von Mau Mau. Sie ist bestrebt, zu gewinnen	Angebot wiederholen, evtl. neues Kartenspiel einführen

Fallbeispiel Frau A.:

Frau A. hat eine ausgeprägte Polyarthrose. Das führt zu einer starken Bewegungseinschränkung, da sie starke Schmerzen bei Bewegung hat.

Negative Emotionen:

Datum Kürzel	Angebot	Form	Zeitl. Rahmen	Ziel	Selbstständigkeit	Emotion	Weiteres Vorgehen
23.11.19 SH	Spiel Mau Mau	EB	15 min	Soziale Teilhabe, Ablenkung der Schmerzen		Frau A. formuliert, dass sie kein Interesse an dem Angebot hat	Beim nächsten Angebot Gespräch über Bücher/Literatur suchen

Angebotsbeispiel 2: Die Betreuungskraft lädt die Person zum Domino-Spiel ein.

Fallbeispiel Herr B.

Herr B. hat ein Korsakow-Syndrom mit einer Kurzzeitgedächtnisstörung.

Positive Emotionen:

Datum Kürzel	Angebot	Form	Zeitl. Rahmen	Ziel	Selbst-ständig-keit	Emotion	Weiteres Vorgehen
23.11.19 SH	Domino-spiel	EB	15 min	Spaß und Freude, Steigerung der Konzentration	+	Herr B. wirkt entspannt und zufrieden. Er legt die Blättchen selbstständig und erzählt dabei	Wiederholung und Ausbau des Angebots

Fallbeispiel Herr O.

Herr O. ist halbseitig gelähmt durch einen Schlaganfall.

Negative Emotionen:

Datum Kürzel	Angebot	Form	Zeitl. Rahmen	Ziel	Selbst-ständig-keit	Emotion	Weiteres Vorgehen
23.11.19 SH	Domino-spiel	EB	15 min	Spaß und Freude	+	Herr O. formuliert, dass er „so einen Kinderquatsch nicht macht", und bittet die Betreuungskraft, zu gehen	Beim nächsten Besuch sollte Herr O. bestimmen, welche Tätigkeit ausgeführt wird. Diese muss sich an seinen Kompetenzen orientieren

3.4.3 Kreatives Gestalten

„Kreativität ist Intelligenz, die Spaß hat."
Albert Einstein

„Kreativität kann man nicht aufbrauchen, je mehr man sich ihrer bedient, desto mehr wächst sie."
Maya Angelou

Kreatives Gestalten stärkt das Selbstbewusstein

In jedem Menschen ist Kreativität, manche nutzen sie mehr, manche weniger. Wer seine Kreativität fließen lässt, hat dabei positive Emotionen und fühlt sich frei.
„Kreativität" leitet sich von „creatio" ab, das bedeutet Schöpfung. Kreativität ist also eine schöpferische Fähigkeit, die Möglichkeit, etwas Neues zu erschaffen. Wer etwas herstellt oder erschafft, empfindet Produktivität, und Produktivität macht stolz.
Werden den Senioren Plattformen geboten, um kreativ tätig zu werden, ist das eine wertvolle und nachhaltige Aktivierung.

Angebote aus dem Tätigkeitsbereich Kreatives Gestalten:

- Drucktechniken (Kartoffeldruck, Stempeln, Schwammdruck, Fadendruck)
- Malen und Zeichnen (frei oder nach Vorlage, z. B. Mandalas)
- Modellieren und platzieren (FIMO, Salzteig, Pappmaschee)
- Collagen (biografische Bilder, Naturmaterialien)
- Handarbeit (Nähen, Stricken, Sticken, Filzen, Weben)

Ziele der Angebote Kreatives Gestalten:

- Erleben von sozialer Teilhabe
- Wecken der Kreativität
- Erwerb oder Erweiterung manueller Fähigkeiten
- Freude und Spaß
- Aktivieren des Langzeitgedächtnisses

Dokumentation für das Angebot Kreatives Gestalten im Gruppenkontext

Angebotsbeispiel 1: In der Kreativgruppe wird das Arbeiten mit FIMO angeboten. Jeder Teilnehmer darf sich eine Brosche anfertigen.

Fallbeispiel Frau M.:

Frau M. hat eine Altersdepression und ist gangunsicher.

Positive Emotion:

Datum Kürzel	Angebot	Form	Zeitl. Rahmen	Ziel	Selbst-ständig-keit	Emotion	Weiteres Vorgehen
23.11.19 SH	Kreativ-gruppe/ FIMO	GB	30 min	Erleben sozialer Teilhabe, wecken der Kreativität, Freude und Spaß	+	Frau M. wirkt begeistert und kreativ bei der Herstellung ihrer Brosche. Sie benötigt keine Anregung oder Hilfe	Angebot mit anderen kreativen Techniken wiederholen

Fallbeispiel Frau A.:

Frau A. hat eine ausgeprägte Polyarthrose. Das führt zu einer starken Bewegungseinschränkung, da sie starke Schmerzen bei Bewegung hat.

Negative Emotion:

Datum Kürzel	Angebot	Form	Zeitl. Rahmen	Ziel	Selbst-ständig-keit	Emotion	Weiteres Vorgehen
23.11.19 SH	Kreativ-gruppe/ FIMO	GB	30 min	Freude und Spaß, Wecken von Kreativität	-	Frau A. wirkt frustriert und genervt bei der Herstellung der Brosche. Ihr tun die Hände bei feinmotorischen Übungen weh	Beim nächsten Angebot grobmotorische kreative Arbeiten wählen

Angebotsbeispiel 2: Im Handarbeitskreis darf jeder Teilnehmer die Arbeiten ausführen, die er gerne tätigt.

Fallbeispiel Frau M.:

Frau M. hat eine Altersdepression und ist gangunsicher.

Positive Emotionen:

Datum Kürzel	Angebot	Form	Zeitl. Rahmen	Ziel	Selbstständigkeit	Emotion	Weiteres Vorgehen
23.11.19 SH	Handarbeitskreis/ Stricken	GB	30 min	Freude und Spaß	+	Frau M. wirkt beim Stricken des Schals ausgeglichen und entspannt. Sie benötigt keine Hilfe	Wiederholen des Angebots

Fallbeispiel Frau L.:

Frau L. hat eine Demenz im mittelgradigen Stadium und ist mobil.

Negative Emotion:

Datum Kürzel	Angebot	Form	Zeitl. Rahmen	Ziel	Selbstständigkeit	Emotion	Weiteres Vorgehen
23.11.19 SH	Handarbeitskreis/ Stricken	GB	30 min	Soziale Teilhabe, Anknüpfung an Fähigkeiten aus dem Langzeitgedächtnis	-	Frau L. wirkt beim Stricken eines Schals überfordert	Anderes Angebot in der Gruppe mit niedrigerem Schwierigkeitsgrad wählen, bspw. Weben

Dokumentation für das Angebot Kreatives Gestalten im Einzelbetreuungskontext

Angebotsbeispiel 1: Die Betreuungskraft lädt die Person dazu ein, mit Naturmaterialien eine Collage zum Thema Herbst anzufertigen.

Fallbeispiel Herr B.:

Herr B. hat ein Korsakow-Syndrom mit einer Kurzzeitgedächtnisstörung.

Positive Emotion:

Datum Kürzel	Angebot	Form	Zeitl. Rahmen	Ziel	Selbstständigkeit	Emotion	Weiteres Vorgehen
23.11.19 SH	Kreatives Gestalten/ Collage	EB	30 min	Weckung der Kreativität, Erwerb und Erweiterung manueller Fähigkeiten	+	Herr B. wirkt begeistert. Er greift selbstständig nach den Materialien und platziert sie auf dem Karton	Angebot wiederholen, evtl. andere Materialien benutzen

Fallbeispiel Frau L.:

Frau L. hat eine Demenz im mittelgradigen Stadium und ist mobil.

Negative Emotion:

Datum Kürzel	Angebot	Form	Zeitl. Rahmen	Ziel	Selbstständigkeit	Emotion	Weiteres Vorgehen
23.11.19 SH	Kreatives Gestalten/ Collage	EB	30 min	Wecken der Kreativität und des Langzeitgedächtnis	-	Frau L. wirkt überfordert und kann sich nicht entscheiden, welches Material wo platziert wird	Das nächste Angebot sollte strukturierter sein und mehr Vorgaben enthalten, z. B. ein einfaches Spiel

Angebotsbeispiel 2: Die Betreuungskraft lädt die Person ein, mittels Kartoffeldruck die Einladungskarten für das Sommerfest zu gestalten.

Fallbeispiel Frau M.:

Frau M. hat eine Altersdepression und ist gangunsicher.

Positive Emotionen:

Datum Kürzel	Angebot	Form	Zeitl. Rahmen	Ziel	Selbstständigkeit	Emotion	Weiteres Vorgehen
23.11.19 SH	Kreatives Gestalten/ Kartoffeldruck	EB	min	Weckung der Kreativität, Erwerb und Erweiterung manueller Fähigkeiten Freude und Spaß	+	Frau M. wirkt begeistert, motiviert und konzentriert bei der Ausführung	Weitere kreative Techniken anbieten

Fallbeispiel Herr O.

Herr O. ist halbseitig gelähmt durch einen Schlaganfall.

Negative Emotionen:

Datum Kürzel	Angebot	Form	Zeitl. Rahmen	Ziel	Selbstständigkeit	Emotion	Weiteres Vorgehen
23.11.19 SH	Kreatives Gestalten/ Kartoffeldruck	EB	5 min	Förderung manueller Fähigkeiten der linken Hand	-	Herr O. wirkt gelangweilt und uninteressiert. Er formuliert schnell, dass er keine Lust dazu hat	Beim nächsten Angebot muss mehr nach seinen Vorlieben geschaut werden, bspw. handwerkliche Tätigkeiten, die er mit der linken Hand ausführen kann

3.4.4 Hauswirtschaftliche und handwerkliche Tätigkeiten, Gartenarbeit

Hauswirtschaftliche und handwerkliche Tätigkeiten sowie Gartenarbeiten sind Tätigkeiten, die fast jeder kennt. Wenn diese Arbeiten von den Senioren früher durchgeführt wurden, sind sie im Langzeitgedächtnis gespeichert und mit großer Wahrscheinlichkeit abrufbar.

Alle Fähigkeiten aus dem Langzeitgedächtnis sind ein großer Schatz und eine Ressource, wenn diese körperlich noch durchgeführt werden können. So kann das Ausüben dieser Tätigkeiten im Gruppen- oder Einzelbetreuungskontext das gute Gefühl erzeugen, tätig gewesen zu sein und etwas geleistet zu haben.

Hauswirtschaftliche und handwerkliche Tätigkeiten sind oft im Langzeitgedächtnis gespeichert

Angebote aus diesem Tätigkeitsbereich:

Hauswirtschaftliche Tätigkeiten:

Typische Tätigkeiten und Formulierungshilfen

- Kochen und backen
- Küchentätigkeiten wie Abtrocknen, Silber putzen
- Wäsche falten
- Regale ordnen oder auswischen

Handwerkliche Tätigkeiten:
- Restauration von alten Möbeln
- Herstellen von Werkstücken (Vogelhäuschen, Namensschilder, Spieladaptionen)

Gartenarbeiten:

- Pflanzen
- Unkrautjäten
- Hof kehren

Ziele der Angebote Hauswirtschaftliche und handwerkliche Tätigkeiten, Gartenarbeit:

- Förderung der manuellen Fähigkeiten
- Förderung und Erhaltung sozialer Kontakte
- Förderung der Kommunikation
- Förderung und Erhaltung der Fein- und Grobmotorik
- Aktivierung des Langzeitgedächtnisses
- Förderung und Erhaltung der Konzentration
- Steigerung des Selbstwertgefühls

Dokumentation für das Angebot Hauswirtschaftliche und handwerkliche Tätigkeiten, Gartenarbeit im Gruppenkontext

Angebotsbeispiel 1: In der Hauswirtschaftsgruppe wird mit vier Teilnehmern Waffelteig hergestellt und daraus Waffeln gebacken.

Fallbeispiel Frau L.:

Frau L. hat eine Demenz im mittelgradigen Stadium und ist mobil.

Positive Emotion:

Datum Kürzel	Angebot	Form	Zeitl. Rahmen	Ziel	Selbstständigkeit	Emotion	Weiteres Vorgehen
23.11.19 SH	Hauswirtschaftsgruppe/ Waffeln backen	GB	1 h	Steigerung des Selbstwertgefühls, Erhalt manueller Fähigkeiten, Förderung der sozialen Kontakte	+	Frau L. wirkt freudig und motiviert, sie bedient das Rührgerät selbstständig	Angebot mit anderen hauswirtschaftlichen Tätigkeiten wiederholen

Fallbeispiel Herr B.:

Herr B. hat ein Korsakow-Syndrom mit einer Kurzzeitgedächtnisstörung.

Negative Emotion:

Datum Kürzel	Angebot	Form	Zeitl. Rahmen	Ziel	Selbstständigkeit	Emotion	Weiteres Vorgehen
23.11.19 SH	Hauswirtschaftsgruppe/ Waffeln backen	GB	1 h	Förderung und Erhaltung der Feinmotorik	+ -	Herr B. wirkt frustriert, die Waffeln zerreißen beim Entnehmen	Beim nächsten Angebot grobmotorische Tätigkeiten wählen

Angebotsbeispiel 2: In der Handwerksgruppe mit vier Männern wird eine alte Kommode aufgearbeitet.

Fallbeispiel Herr K.:

Herr K. hat eine Anfangsdemenz ohne motorische Einschränkungen.

Positive Emotionen:

Datum Kürzel	Angebot	Form	Zeitl. Rahmen	Ziel	Selbst-ständig-keit	Emotion	Weiteres Vorgehen
23.11.19 SH	Hand-werks-gruppe/ Aufarbei-tung einer Kommo-de	GB	1 h	Steigerung des Selbst-wertgefühls, Erhalt der Konzentra-tionsfähigkeit	+	Herr K. wirkt motiviert und engagiert. Er schleift die Kommode mit einem Bandschleifer selbstständig ab	Wiederholen des Angebots

Fallbeispiel Herr B.:

Herr B. hat ein Korsakow-Syndrom mit einer Kurzzeitgedächtnisstörung.

Negative Emotion:

Datum Kürzel	Angebot	Form	Zeitl. Rahmen	Ziel	Selbst-ständig-keit	Emotion	Weiteres Vorgehen
23.11.19 SH	Hand-werks-gruppe/ Aufarbei-tung einer Kommode	GB	1h	Förderung und Erhaltung der Fein- und Grobmotorik	-	Herr B. wirkt lustlos. Er sagt, er würde lieber Garten-arbeit ma-chen	Das nächste Mal Garten-arbeit anbie-ten

Dokumentation für das Angebot Hauswirtschaftliche und handwerkliche Tätigkeiten, Gartenarbeit im Einzelbetreuungskontext

Angebotsbeispiel 1: Im Einzelangebot wird Gartenarbeit angeboten. Es sollen die Hochbeete bepflanzt werden.

Herr B.:

Herr B. hat ein Korsakow-Syndrom mit einer Kurzzeitgedächtnisstörung.

Positive Emotionen:

Datum Kürzel	Angebot	Form	Zeitl. Rahmen	Ziel	Selbstständigkeit	Emotion	Weiteres Vorgehen
25.11.19 SH	Gartenarbeit/Bepflanzung von Hochbeeten	EB	45 min	Erhalt des Langzeitgedächtnisses und der manuellen Fertigkeiten	+	Herr B. bestimmt motiviert, welche Pflanzen im Hochbeet positioniert werden, und führt die Arbeiten aus	Angebot wiederholen

Fallbeispiel Herr K.:

Herr K. hat eine Anfangsdemenz ohne motorische Einschränkungen.

Negative Emotionen:

Datum Kürzel	Angebot	Form	Zeitl. Rahmen	Ziel	Selbstständigkeit	Emotion	Weiteres Vorgehen
25.11.19 SH	Gartenarbeit/Bepflanzung von Hochbeeten	EB	30 min	Erhalt des Langzeitgedächtnisses, Förderung manuelle Fähigkeiten	-	Herr K. wirkt überfordert, da er die Reihenfolge der einzelnen Arbeitsschritte nicht einhalten kann	Das nächste Angebot sollte einfacher und kleinschrittiger gehalten werden

Angebotsbeispiel 2: Die Betreuungskraft lädt dazu ein, im Einzelangebot einen Obstsalat als Nachtisch herzustellen.

Fallbeispiel Frau L.:

Frau L. hat eine Demenz im mittelgradigen Stadium und ist mobil.

Positive Emotionen:

Datum Kürzel	Angebot	Form	Zeitl. Rahmen	Ziel	Selbst-ständig-keit	Emotion	Weiteres Vorgehen
23.11.19 SH	Hauswirt-schaft-liche Tätigkeit/ Herstel-len eines Obstsala-tes	EB	30 min	Erhalt der Konzentration und der Fein-motorik	+	Frau L. wirkt freudig und motiviert. Sie schält Äpfel und schneidet diese in Stück-chen	Wieder-holung und Ausbau des Angebots

Fallbeispiel Frau M.:

Frau M. hat eine Altersdepression und ist gangunsicher.

Negative Emotionen:

Datum Kürzel	Angebot	Form	Zeitl. Rahmen	Ziel	Selbst-ständig-keit	Emotion	Weiteres Vorgehen
23.11.19 SH	Hauswirt-schaft-liche Tätigkeit/ Herstel-len eines Obstsala-tes	EB	5 min	Steigerung des Selbst-wertgefühls, Förderung der Kommunika-tion	-	Frau M. wirkt müde und schläft ein	Beim nächs-ten Angebot muss mehr „Aktion“ sein

3.4.5 Gespräche und Gesprächsrunden

„Wir müssen immer das Gespräch mit unserem Nächsten suchen. Das Gespräch ist die einzige Brücke zwischen den Menschen.“
Albert Camus

Gespräche vermitteln Wertschätzung

Kommunikation ist notwendig, um in Kontakt mit den Senioren zu kommen und si besser zu verstehen. Im Gespräch kann deutlich werden, wie der Gemütszustand, der Gesundheitsstatus, die Wünsche und die Bedürfnisse der Senioren sind. Der interessierte Dialog gibt dem Gegenüber das Gefühl: „Ich bin wichtig – der andere interessiert sich für mich.“ So kann ein Vertrauensverhältnis wachsen und die Senioren finden einen Ort, wo sie Sorgen loswerden können.
Gespräche finden in den Einrichtungen täglich statt. Kommunikation passiert zwischen Tür und Angel im Speisesaal, im Aufzug oder während der unterschiedlichen Angebote. Gespräche mit den Senioren können aber auch gezielt gesucht und geplant werden. Wenn die Kommunikation als Angebot oder Aktivierung geschieht, sollte dies dokumentiert werden.

So dokumentieren Sie ganz einfach Angebote und Ziele

Angebote aus dem Tätigkeitsbereich Gespräche und Gesprächsrunden:

- Einzelgespräche
- Paargespräche
- Gruppengespräche
- Erzählcafé
- Themennachmittage mit gemeinsamem Austausch

Ziele der Angebote Einzelgespräche oder Gesprächsrunden:

- Soziale Teilhabe
- Förderung der Kontaktaufnahme
- Beziehungsgestaltung
- Erweiterung sprachlicher Fähigkeiten, Kommunikationsfähigkeiten
- Verminderung der Isolation
- Erhalt des Langzeitgedächtnisses
- Verbesserung der emotionalen Fähigkeiten

Dokumentation für das Angebot Gespräche und Gesprächsrunden im Gruppenkontext

Beispiel 1: In der Gesprächsrunde wird darüber gesprochen, wo die Teilnehmer früher im Urlaub waren.

Fallbeispiel Frau A.:

Frau A. hat eine ausgeprägte Polyarthrose. Das führt zu einer starken Bewegungseinschränkung, da sie starke Schmerzen bei Bewegung hat.

Positive Emotion:

Datum Kürzel	Angebot	Form	Zeitl. Rahmen	Ziel	Selbstständigkeit	Emotion	Weiteres Vorgehen
23.11.19 SH	Gesprächsrunde/Urlaubsorte	GB	30 min	Erleben sozialer Teilhabe, Verminderung der Isolation	+	Frau A. berichtet freudig und sprudelnd von ihren Urlauben im Allgäu	In der Gruppe weiter Gesprächsangebote ermöglichen

Fallbeispiel M.:

Frau M. hat eine Altersdepression und ist gangunsicher.

Negative Emotion:

Datum Kürzel	Angebot	Form	Zeitl. Rahmen	Ziel	Selbstständigkeit	Emotion	Weiteres Vorgehen
23.11.19 SH	Gesprächsrunde/Urlaubsorte	GB	30 min	Verbesserung der emotionalen Fähigkeiten, Verminderung der Isolation		Frau M. wirkt unbeteiligt. Sie möchte von keinem Urlaubserlebnis berichten	Erkunden der Biografie, ob Frau M. früher Urlaub gemacht hat. Angebot mit mehr Betätigungscharakter wählen

Angebotsbeispiel 2: In der Gesprächsrunde erzählen die Teilnehmer, welche Streiche sie früher ausgeheckt haben.

Fallbeispiel Herr K.:

Herr K. hat eine Anfangsdemenz ohne motorische Einschränkungen.

Positive Emotionen:

Datum Kürzel	Angebot	Form	Zeitl. Rahmen	Ziel	Selbstständigkeit	Emotion	Weiteres Vorgehen
23.11.19 SH	Gesprächsrunde/ Streiche	GB	30 min	Erhalt des Langzeitgedächtnisses und der sozialen Teilhabe	+	Herr K. berichtet begeistert von seinen Kindheitsstreichen. Er wirkt dabei glücklich	Weitere ähnliche Angebote mit biografischem Charakter anbieten

Fallbeispiel Herr O.:

Herr O. ist halbseitig gelähmt durch einen Schlaganfall.

Negative Emotion:

Datum Kürzel	Angebot	Form	Zeitl. Rahmen	Ziel	Selbstständigkeit	Emotion	Weiteres Vorgehen
23.11.19 SH	Gesprächsrunde/ Streiche	GB	30 min	Soziale Teilhabe, Verminderung der Isolation	-	Herr O. wirkt bei der Gesprächsrunde lustlos. Er formuliert, dass ihm das zu albern wäre	„Erwachsengerechtere" Gesprächsanregung, z. B. Thema Beruf

Dokumentation für das Angebot Gespräche und Gesprächsrunden im Einzelbetreuungskontext

Angebotsbeispiel 1: Im Einzelangebot bekommt der Teilnehmer die Gelegenheit zum Gespräch. Den Inhalt bestimmt der Teilnehmer, er darf erzählen, was für ihn gerade dran ist.

Fallbeispiel Frau A.:

Frau A. hat eine ausgeprägte Polyarthrose. Das führt zu einer starken Bewegungseinschränkung, da sie starke Schmerzen bei Bewegung hat.

Positive Emotionen:

Datum Kürzel	Angebot	Form	Zeitl. Rahmen	Ziel	Selbstständigkeit	Emotion	Weiteres Vorgehen
23.11.19 SH	Einzelgespräch	EB	20 min	Verbesserung der emotionalen Fähigkeiten	+	Frau A. wirkt dankbar, als sie im Einzelgespräch von ihren Sorgen bzgl. ihres Hundes erzählen kann	Weiterhin viele Einzelgespräche führen.

Fallbeispiel Frau M.:

Frau M. hat eine Altersdepression und ist gangunsicher.

Negative Emotionen:

Datum Kürzel	Angebot	Form	Zeitl. Rahmen	Ziel	Selbstständigkeit	Emotion	Weiteres Vorgehen
23.11.19 SH	Einzelgespräch	EB	20 min	Verbesserung der emotionalen Fähigkeiten	+ -	Frau M. möchte gerade nicht nach ihrer Befindlichkeit befragt werden. Sie wirkt traurig und in sich gekehrt	Gespräch wieder suchen, hatte heute wahrscheinlich einen schlechten Tag

Angebotsbeispiel 2: Die Betreuungskraft lädt den Teilnehmer ein, von den Enkeln zu berichten.

Fallbeispiel Herr O.:

Herr O. ist halbseitig gelähmt durch einen Schlaganfall.

Positive Emotionen:

Datum Kürzel	Angebot	Form	Zeitl. Rahmen	Ziel	Selbst-ständig-keit	Emotion	Weiteres Vorgehen
23.11.19 SH	Einzel-gespräch/ Enkel	EB	15 min	Verbesserung der emotio-nalen Fähig-keiten	+	Als Herr O. aufgefordert wird, von seinen Enkeln zu berich-ten, wirkt er glücklich und zufrieden. Er berichtet stolz über seine Enkel	Weitere Gespräche anbieten

Fallbeispiel Herr K.:

Herr K. hat eine Anfangsdemenz ohne motorische Einschränkungen.

Negative Emotionen:

Datum Kürzel	Angebot	Form	Zeitl. Rahmen	Ziel	Selbst-ständig-keit	Emotion	Weiteres Vorgehen
23.11.19 SH	Einzel-gespräch Enkel	EB	15 min	Erhalt des Langzeitge-dächtnisses	+	Herr K. fängt an zu weinen und wirkt unglücklich, als er nach den Enkeln gefragt wird. Er berich-tet, dass der einzige Enkel bei einem Autounfall ver-storben ist	Herausfinden, ob mehr Ge-sprächsbedarf in Bezug auf den Todesfall besteht, dann evtl. noch mal aufgreifen und Gespräch anbieten

3.4.6 Tierbegegnungen

Deshalb sind Tierbegegnungen wertvoll und sinnvoll

Begegnungen mit Tieren können eine schöne Möglichkeit sein, Senioren in Altenpflegeeinrichtungen zu aktivieren. Wenn aufgrund der Biografie ein Bezug zu Tieren besteht, ist zum Beispiel das Streicheln und Füttern eines Hundes oder das Kraulen einer auf dem Schoß sitzenden Katze Balsam für die Seele. Dabei wird oft eine tiefe Entspannung ausgelöst und das Gefühl von Wohlbefinden. Die Senioren fühlen sich angenommen und wertgeschätzt, da Tiere Defizite und gesundheitliche Einschränkungen nicht aufdecken oder beachten.

So dokumentieren Sie ganz einfach Angebote und Ziele

Angebote aus dem Tätigkeitsbereich Tierbegegnungen:

- Therapiebegleithunde
- Rettungsstaffelhunde
- Kleintierställe
- Volieren
- Besuch auf dem Bauernhof
- Haustiere

Ziele der Angebote Tierbegegnung:

- Betätigung auslösen
- Verbesserung der emotionalen Grundstimmung
- Aktivierung
- Entspannung
- Auslösen positiver Gefühle/Wohlbefinden
- Verantwortung ermöglichen

Dokumentation für das Angebot Tierbegegnung im Gruppenkontext

Angebotsbeispiel 1: Die Hundestaffel besucht das Altenwohnheim. Die Bewohner haben im Gruppenkontext Tierbegegnung, indem sie die Hunde füttern, streicheln und den Hunden kleine Aufgaben stellen.

Fallbeispiel Herr B.:

Herr B. hat ein Korsakow-Syndrom mit einer Kurzzeitgedächtnisstörung.

Positive Emotion:

Datum Kürzel	Angebot	Form	Zeitl. Rahmen	Ziel	Selbstständigkeit	Emotion	Weiteres Vorgehen
23.11.19 SH	Tierbegegnung /Hundestaffel	GB	45 min	Auslösen positiver Gefühle, Verbesserung der emotionalen Grundstimmung	+	Herr B. streichelt den Hund und wirkt dabei ausgeglichen und zufrieden	Weiterhin Kontakt mit Hunden ermöglichen

Fallbeispiel Frau A.:

Frau A. hat eine ausgeprägte Polyarthrose. Das führt zu einer starken Bewegungseinschränkung, da sie starke Schmerzen bei Bewegung hat.

Negative Emotion:

Datum Kürzel	Angebot	Form	Zeitl. Rahmen	Ziel	Selbstständigkeit	Emotion	Weiteres Vorgehen
23.11.19 SH	Tierbegegnung /Hundestaffel	GB	45 min	Auslösen positiver Gefühle	+ -	Frau A. fängt an, zu weinen, und möchte die Gruppe verlassen	Keine weiteren Hundekontakte, da diese sie an ihren Hund erinnern, den sie abgeben musste

Dokumentation für das Angebot Tierbegegnung im Einzelbetreuungskontext

Angebotsbeispiel 1: Die Katze oder der Hund legt sich als therapeutisches Medium in das Pflegebett einer schwerstpflegebedürftigen Frau.

Fallbeispiel Frau R./Katze:

Frau R. hat eine Alzheimerdemenz im letzten Stadium, sie ist bettlägerig und schwerstpflegebedürftig.

Positive Emotionen:

Datum Kürzel	Angebot	Form	Zeitl. Rahmen	Ziel	Selbstständigkeit	Emotion	Weiteres Vorgehen
23.11.19 SH	Tierbegegnung/ Hauskatze	EB	15 min	Aktivierung und Entspannung der Muskulatur		Frau R. öffnet die Augen und wirkt entspannt, als die Katze in ihr Bett gelegt wird	Weiterhin Tierbegegnung ermöglichen

Fallbeispiel Frau R./Hund:

Frau R. hat eine Alzheimerdemenz im letzten Stadium, sie ist bettlägerig und schwerstpflegebedürftig.

Negative Emotionen:

Datum Kürzel	Angebot	Form	Zeitl. Rahmen	Ziel	Selbstständigkeit	Emotion	Weiteres Vorgehen
23.11.19 SH		EB	2 min	Aktivierung und Entspannung der Muskulatur	+ -	Frau R. wirkt erschrocken und verängstigt, als der Hund in ihr Bett gelegt wird	Keine weiteren Hundebegegnungen – lösen wahrscheinlich Angst und Unwohlsein aus. Katze ist besser

3.4.7 10-Minuten-Aktivierung

So gelingen Betreuung und Dokumentation, auch wenn wenig Zeit ist

Das Konzept 10-Minuten-Aktivierung wurde in den 90er Jahren von Ute Schmidt-Hackenberg speziell für Menschen mit Demenz entwickelt. Mittlerweile gehört es in jeder sozialen Betreuung zum Standard.
Dieses Konzept ermöglicht eine Aktivierung von MmD trotz des allgegenwärtigen Zeitmangels. Der gezielte Einsatz vertrauter Gegenstände aus der Vergangenheit der Senioren steht im Vordergrund, sodass schnell und unkompliziert eine Betätigung ausgelöst werden kann. Die Dauer der Aktivierung beträgt ungefähr 10 Minuten, um den begrenzten Konzentrationsspielraum zu nutzen und die MmD in ihrer Lebenswelt zu erreichen. So wird Überforderung vermieden.

Angebote aus dem Tätigkeitsbereich 10-Minuten-Aktivierung/Methoden des Konzeptes:

- Themenkisten aus dem Aktivierungsschrank
- Gesprächsanregende Gegenstände
- Bewegungsübungen
- Mildes Gedächtnistraining unter Beachtung des Langzeitgedächtnisses
- Auslösen von Betätigung
- Sinnesstimulierung

Ziele der Angebote 10-Minuten-Aktivierung:

- Erhalt von Wohlbefinden
- Erhöhen der Lebensqualität
- Steigerung Selbstwert- und Körpergefühl
- Anknüpfung an das Langzeitgedächtnis
- Auslösen von Betätigung
- Interesse wecken, aktivieren

Die 10-Minuten-Aktivierung findet sowohl in Gruppen- als auch in Einzelangeboten Anwendung.

Dokumentation für das Angebot 10-Minuten-Aktivierung im Gruppenkontext

Angebotsbeispiel 1: In der Wohnküche des Altenwohnheims sitzen drei Bewohner, denen die Themenkiste „Küche und Haushalt" angeboten wird. Zusammen untersuchen sie die Kiste und kommen miteinander über die Handhabung der einzelnen Gegenstände ins Gespräch.

Fallbeispiel Frau L.:

Frau L. hat eine Demenz im mittelgradigen Stadium und ist mobil.

Positive Emotion:

Datum Kürzel	Angebot	Form	Zeitl. Rahmen	Ziel	Selbst-ständig-keit	Emotion	Weiteres Vorgehen
23.11.19 SH	10-Minuten-Aktivierung/ Themenkiste Küche und Haushalt	GB	10 min	Anknüpfen an das Langzeitgedächtnis	+	Frau L. berichtet eifrig über ihre Kochkünste. Dabei wirkt sie stolz und zufrieden	Weitere Angebote zum Thema Küche und Haushalt

Fallbeispiel Frau M.:

Frau M. hat eine Altersdepression und ist gangunsicher.

Negative Emotion:

Datum Kürzel	Angebot	Form	Zeitl. Rahmen	Ziel	Selbst-ständig-keit	Emotion	Weiteres Vorgehen
23.11.19 SH	10-Minuten-Aktivierung/ Themenkiste Küche und Haushalt	GB	10 min	Erhalt und Wohlbefinden	+ -	Frau M. wirkt niedergeschlagen und bekümmert. Sie ist still und beteiligt sich nicht am Gespräch	Es scheint, als bedauere Frau M, dass sie nicht mehr selbstständig in Küche und Haushalt werken kann. Vielleicht erinnert sie sich an Zeiten, wo sie für ihren Sohn gekocht hat. Eher kreative Angebote wählen, wo sie sich konkret betätigen kann

Dokumentation für das Angebot 10-Minuten-Aktivierung im Einzelbetreuungskontext

Angebotsbeispiel 1: Die Betreuungskraft bietet dem Bewohner eine „Kramtasche"/Nesteldecke an.

Fallbeispiel Frau L.:

Frau L. hat eine Demenz im mittelgradigen Stadium und ist mobil.

Positive Emotionen:

Datum Kürzel	Angebot	Form	Zeitl. Rahmen	Ziel	Selbstständigkeit	Emotion	Weiteres Vorgehen
23.11.19 SH	10-Minuten-Aktivierung/ Gegenstand Handtasche	EB	10 min	Interesse wecken, Ablenkung	+	Frau L. wirkt interessiert und geschäftig bei Kramen und Erkunden der Handtasche	Weiter die Tasche reichen, dadurch wird sie von dem Aufräumdrang im Wohnbereich abgelenkt

Fallbeispiel Frau L.:

Frau L. hat eine Demenz im mittelgradigen Stadium und ist mobil.

Negative Emotionen:

Datum Kürzel	Angebot	Form	Zeitl. Rahmen	Ziel	Selbstständigkeit	Emotion	Weiteres Vorgehen
24.11.19 SH	10-Minuten-Aktivierung/ Nesteldecke	EB	10 min	Interesse wecken, Ablenkung	+ -	Als Frau L. die Nesteldecke gereicht bekommt, lässt sie diese fallen und wirkt uninteressiert und gleichgültig. Sofort fängt sie wieder an, im Wohnbereich umzuräumen	Keine Nesteldecke mehr reichen, nächstes Mal wieder Kramtasche reichen

3.4.8 Singen, Musizieren und Musikhören

„Musik ist Licht für die Seele, eine Hymne an das Leben."
Else Pannek

Vieles schwindet, die Musik bleibt

Beim Singen, Musizieren und Musikhören werden körpereigene Glückshormone, die Endorphine, ausgeschüttet. Musik kann daher glücklich machen und für positive Emotionen sorgen.
Es gibt eine Langzeit-Musik-Erinnerung. Oft sind Lieder oder Musikstücke an Erinnerungen gekoppelt, man verbindet sie mit Begebenheiten und Personen. Dadurch können auch negative Emotionen wie Angst oder Trauer ausgelöst werden, wenn das Lied oder die Melodie traurige Erinnerungen hervorruft. Beides hat seine Berechtigung.
Musik ist da, wenn Worte aufhören. Sie kann auch zum Einsatz kommen, wenn aufgrund demenzieller Veränderungen die Sprache erlischt. Musik kann ein Schlüssel zum Herzen sein.

So dokumentieren Sie ganz einfach Angebote und Ziele

Angebote aus dem Tätigkeitsbereich Singen, Musizieren und Musikhören:

- Singkreise
- Chor
- Musikgruppe
- Musikalische Abende
- Gemeinsames Musikhören oder Singen in der EB
- Besuch der Musiktherapeutin

Ziele der Angebote Singen, Musizieren und Musikhören:

- Aktivierung
- Verbesserung der emotionalen Lage
- Wecken von Ressourcen des Langzeitgedächtnisses
- Verbesserung der Lebensqualität
- Erweiterung der Wahrnehmungsfähigkeit
- Steigerung der Kommunikationsfähigkeit
- Verbesserung des Körpergefühls

Dokumentation für das Angebot Singen, Musizieren und Musikhören im Gruppenkontext

Angebotsbeispiel 1: Im Singkreis werden bekannte Heimatlieder gesungen. Eine Betreuungskraft begleitet die Teilnehmer am Klavier.

Fallbeispiel Herr O.:

Herr O. ist halbseitig gelähmt durch einen Schlaganfall.

Positive Emotion:

Datum Kürzel	Angebot	Form	Zeitl. Rahmen	Ziel	Selbstständigkeit	Emotion	Weiteres Vorgehen
23.11.19 SH	Singkreis	GB	30 min	Aktivierung, Verbesserung der emotionalen Lage	+	Herr O. wirkt beim Singen ehrfürchtig und positiv gerührt	Weiterhin viel altes Liedgut einbinden

Fallbeispiel Herr B.:

Herr B. hat ein Korsakow-Syndrom mit einer Kurzzeitgedächtnisstörung.

Negative Emotion:

Datum Kürzel	Angebot	Form	Zeitl. Rahmen	Ziel	Selbstständigkeit	Emotion	Weiteres Vorgehen
23.11.19 SH	Singkreis	GB	30 min	Aktivierung, Verbesserung der emotionalen Lage	-	Herr B. beschwert sich, dass das Liedgut zu veraltet wäre. Es macht ihm keinen Spaß, es sollten neuere Lieder gesungen werden	Nächstes Angebot mit „fetzigerer" Musik. Finden von mehreren TN und eröffnen einer neuen Gruppe mit jüngeren TN

Dokumentation für das Angebot Singen, Musizieren und Musikhören im Einzelbetreuungskontext

Angebotsbeispiel 1: Die Betreuungskraft begegnet dem schwerstpflegebedürftigen Menschen am Pflegebett mit alten Kinderliedern, die von einer CD abspielt und mitgesummt werden.

Fallbeispiel Frau R.:

Frau R. hat eine Alzheimerdemenz im letzten Stadium, sie ist bettlägerig und schwerstpflegebedürftig.

Positive Emotionen:

Datum Kürzel	Angebot	Form	Zeitl. Rahmen	Ziel	Selbstständigkeit	Emotion	Weiteres Vorgehen
23.11.19 SH	Musikhören am Bett	EB	15 min	Aktivierung, Wohlbefinden ermöglichen		Frau R. öffnet beim Erklingen der ersten Töne die Augen und wirkt entspannt	Weitere Angebote ähnlich gestalten

Angebotsbeispiel 1.1: Die Betreuungskraft begegnet dem schwerstpflegebedürftigen Menschen am Pflegebett mit dem Akkordeon.

Frau R.:

Frau R. hat eine Alzheimerdemenz im letzten Stadium, sie ist bettlägerig und schwerstpflegebedürftig.

Negative Emotionen:

Datum Kürzel	Angebot	Form	Zeitl. Rahmen	Ziel	Selbstständigkeit	Emotion	Weiteres Vorgehen
25.11.19 SH	Akkordeon vorspielen	EB	min			Frau R. wirkt, erst erschreckt, dann ruhelos und angespannt. Als wieder Ruhe im Raum ist, wirkt sie entspannter	Kein Akkordeon mehr, ist zu laut. Besser leise Musik vom Band

3.4.9 Vorlesen

Vorlesen: Angebote, Ziele, Emotionen dokumentieren

Vorlesen ist weit mehr, als Texte laut vorzutragen. Es gibt viele spannende Bücher, von klassischen Vorlesegeschichten bis hin zu Märchenbüchern. Eine Möglichkeit der Partizipation der Zuhörer wäre, dass sie in die Geschichten schlüpfen, sich mit den Rollen identifizieren und so Bilder vor den Augen entstehen.

Angebote aus dem Tätigkeitsbereich Vorlesen:

- Zeitungsrunde
- Literaturkreis
- Vorlesesituation in der EB mittels Kurzgeschichten, Märchen etc.

Ziele des Angebotes Vorlesen:

- Erweiterung der Konzentration und Aufmerksamkeit
- Anregung der Fantasie
- Förderung der Ausgeglichenheit
- Möglichkeit, von sich selbst wegzuschauen und in eine andere Welt einzutauchen

Das Vorlesen von Texten oder Geschichten eignet sich sowohl für die Einzelbetreuung als auch im Gruppenkontext.

Dokumentation für das Angebot Vorlesen im Gruppenkontext

Angebotsbeispiel 1: Im Wohnbereich eines Altenheims liest die Betreuungskraft einer Gruppe ein Märchen vor.

Fallbeispiel Frau A.:

Frau A. hat eine ausgeprägte Polyarthrose. Das führt zu einer starken Bewegungseinschränkung, da sie starke Schmerzen bei Bewegung hat.

Positive Emotion:

Datum Kürzel	Angebot	Form	Zeitl. Rahmen	Ziel	Selbstständigkeit	Emotion	Weiteres Vorgehen
23.11.19 SH	Vorlesen/ Märchen	GB	15 min	Erhalt der Aufmerksamkeits- und Konzentrationsleistungen	+	Frau A. hört aufmerksam und interessiert zu. Sie wirkt wach und entspannt	Weitere Angebote ähnlich gestalten

Fallbeispiel Frau L.:

Frau L. hat eine Demenz im mittelgradigen Stadium und ist mobil.

Negative Emotion:

Datum Kürzel	Angebot	Form	Zeitl. Rahmen	Ziel	Selbstständigkeit	Emotion	Weiteres Vorgehen
23.11.19 SH	Vorlesen/ Märchen	GB	15 min	Aktivierung, Erhalt der Aufmerksamkeit	-	Frau L. wirkt teilnahmslos. Es scheint, sie könnte sich nicht auf den Text konzentrieren	Nächstes Angebot „aktiver“ wählen, sie braucht wahrscheinlich Bewegung, um ihre Aufmerksamkeit zu fokussieren

Positive Emotionen:

Datum Kürzel	Angebot	Form	Zeitl. Rahmen	Ziel	Selbst-ständig-keit	Emotion	Weiteres Vorgehen
23.11.19 SH	Vorlesen/ 5-Minuten-Geschichte (Garten)	EB	15 min	Aktivierung von Erinnerungen, Erweiterung der Konzentration	+	Nach Beenden der Geschichte greift Herr O. das Thema selbstständig auf und erzählt von seinen Erfahrungen zum Thema Garten	Mehr in der EB über Garten sprechen

Fallbeispiel Frau L.:

Frau L. hat eine Demenz im mittelgradigen Stadium und ist mobil.

Negative Emotionen:

Datum Kürzel	Angebot	Form	Zeitl. Rahmen	Ziel	Selbst-ständig-keit	Emotion	Weiteres Vorgehen
23.11.19 SH	Vorlesen/ 5-Minuten-Geschichte (Garten)	EB	5 min	Aktivierung, Erweiterung der Aufmerksamkeit		Während des Vorlesens schläft Frau L. ein	Das nächste Angebot sollte körpernäher und aktivitätsorientierter gestaltet werden

3.4.10 Veranstaltungen zum geselligen Treffen (Feste, Frühschoppen, Stammtisch und Ähnliches)

Geselligkeit und Gemeinschaftsgefühl durch Feste

Feste, Frühschoppen, Stammtisch und Ähnliches erinnern ältere Menschen an früher, als sie noch autonom und unabhängig von einem Pflegekontext gelebt haben. Diese Angebote bieten die Möglichkeit, soziale Teilhabe zu leben, zu kommunizieren und bei einem Glas Bier oder Wein ein ähnliches Gefühl zu haben wie früher.

Angebote aus dem Tätigkeitsbereich Feste, Frühschoppen, Stammtisch und Ähnliches:

- Feste zu den Jahreszeiten:
  - Fasching/Karneval
  - Frühlingsfest
  - Osterfest/Ostermarkt
  - Erdbeerfest
  - Spargelfest
  - Sommerfest
  - Herbstmarkt
  - Oktoberfest
  - St.-Martins-Umzug
  - Nikolausfest
  - Weihnachtsfest
  - Silvesterfeier
- Frühschoppen
  - Nur für Männer
  - Mit musikalischer Begleitung für alle
- Stammtisch
  - Nur für Männer
  - Offen für alle Bewohner
  - Mit oder ohne Spielangebot
- Kino-/Filmabende
- Ausflüge
- Freizeiten

Ziele für Frühschoppen, Stammtisch und Ähnliches:

- Soziale Teilhabe leben
- Erweiterung der Kommunikationsfähigkeiten
- Spaß und Freude ermöglichen
- Abwechslung bieten

Dieses Angebot findet nur im Gruppenkontext statt.

Angebotsbeispiel 1: Das Altenwohnheim bietet jeden Dienstagabend einen Männerstammtisch an. Dort treffen sich bis zu zehn kognitiv fitte Männer bei einem alkoholfreien Bier und Softdrinks zum Gespräch und, wenn gewünscht, auch zum Spiel.

Fallbeispiel Herr B.:

Herr B. hat ein Korsakow-Syndrom mit einer Kurzzeitgedächtnisstörung.

Positive Emotion:

Datum Kürzel	Angebot	Form	Zeitl. Rahmen	Ziel	Selbstständigkeit	Emotion	Weiteres Vorgehen
23.11.19 SH	Männerstammtisch	GB	30 min	Soziale Teilhabe	+	Herr B. beteiligt sich an den Gesprächen und wirkt dabei belebt und befreit	Weiterhin im Männerstammtisch integrieren. Auf Softdrinks statt alkoholfreiem Bier achten!

Fallbeispiel Herr K.:

Herr K. hat eine Anfangsdemenz ohne motorische Einschränkungen.

Negative Emotion:

Datum Kürzel	Angebot	Form	Zeitl. Rahmen	Ziel	Selbstständigkeit	Emotion	Weiteres Vorgehen
23.11.19 SH	Männerstammtisch	GB	30 min	Soziale Teilhabe, Erhalt der kommunikativen Fähigkeiten	-	Herr K. verlässt nach 10 min die Runde mit der Bemerkung, dass er keine Lust mehr auf den Verein habe und dass er seine Zeit besser nutzen könnte	Herr K. muss gefragt werden, was er gerne machen möchte

Angebotsbeispiel 2: Samstagsmorgens findet der Frühschoppen satt. Daran kann jeder Bewohner des Altenwohnheims teilnehmen. Der Frühschoppen wird in einer kleinen Kneipe in unmittelbarer Nähe des Altenheims durchgeführt. Es wird ein kleines Gläschen Wein oder Bier gereicht. Die Teilnehmer werden motiviert, sich auszutauschen und außerhalb des klassischen Wohnheimkontextes Zeit miteinander zu verbringen.

Fallbeispiel Frau A.:

Frau A. hat eine ausgeprägte Polyarthrose. Das führt zu einer starken Bewegungseinschränkung, da sie starke Schmerzen bei Bewegung hat.

Positive Emotionen:

Datum Kürzel	Angebot	Form	Zeitl. Rahmen	Ziel	Selbstständigkeit	Emotion	Weiteres Vorgehen
23.11.19 SH	Frühschoppen in der Kneipe	GB	1,5 h	Abwechslung vom Wohnheimalltag, Spaß und Freude	+	Frau A. beteuert immer wieder ihre Dankbarkeit, dass sie sich der Gruppe anschließen konnte. Sie wirkt glücklich und zufrieden	Angebot unbedingt weiterhin anbieten und für mehr soziale Integration sorgen

Fallbeispiel Frau M.:

Frau M. hat eine Altersdepression und ist gangunsicher.

Negative Emotion:

Datum Kürzel	Angebot	Form	Zeitl. Rahmen	Ziel	Selbstständigkeit	Emotion	Weiteres Vorgehen
23.11.19 SH	Frühschoppen in der Kneipe	GB	1,5 h	Abwechslung vom Wohnheimalltag, Spaß und Freude	+ -	Frau M. wirkt verschüchtert und ängstlich. Auf Nachfrage sagt sie, es sei ihr zu laut, sie möchte lieber zurück	Angebot nicht mehr anbieten, ist ihr zu laut. Besser ruhigere Angebote wie GT oder Kreativgruppe

3.4.11 Unterstützung der Alltagspraxis

Der interdisziplinäre Gedanke ist in aller Munde. Dementsprechend dürfen Mitarbeiter aus der Pflege und der sozialen Betreuung Hand in Hand und auf Augenhöhe miteinander arbeiten und sich gegenseitig unter die Arme greifen, wenn es notwendig ist. So gehört es in den Aufgabenbereich der sozialen Betreuung, kleine Aufgaben zu übernehmen, die zur Unterstützung der Alltagspraxis der Senioren dienen. Hier ist jedoch eine Abgrenzung zu pflegerischen Leistungen, die eindeutig der Pflege zugerechnet werden, und hauswirtschaftlichen Leistungen, die klar zur Hauswirtschaft gehören, unabdingbar.

Im Team mit der Pflege: Alltagskompetenzen fördern und mit wenig Aufwand dokumentieren

Angebote aus dem Tätigkeitsbereich Unterstützung der Alltagspraxis:

- Hilfen bei kleinen pflegerischen Tätigkeiten
- Hilfestellung bei der Ordnungsstruktur im Zimmer (Kleiderschrank, ...)
- Mahlzeitengestaltung
- Hilfen beim Essen-Anreichen

Ziele des Angebotes Unterstützung der Alltagspraxis:

- Erleichterung von Alltagshandlungen
- Begleitung und Unterstützung bei Alltagshandlungen
- Betätigung auslösen
- Positives Selbstwertgefühl ermöglichen
- Wohlbefinden auslösen

Diese Angebote müssen als Einzelbetreuung dokumentiert werden.

Angebotsbeispiel 1: Die Betreuungskraft unterstützt die Frühstücksmahlzeit eines Bewohners des Altenpflegeheims. Sie schneidet am Frühstücksplatz das geschmierte Brot klein.

Fallbeispiel Frau L.:

Frau L. hat eine Demenz im mittelgradigen Stadium und ist mobil.

Positive Emotionen:

Datum Kürzel	Angebot	Form	Zeitl. Rahmen	Ziel	Selbst-ständig-keit	Emotion	Weiteres Vorgehen
23.11.19 SH	Unter-stützung Alltags-praxis/ Mahlzei-tengestal-tung	EB	20 min	Unterstüt-zung beim Essen, Betäti-gung auslösen	+	Frau L. wirkt dankbar, dass ihr Brot klein geschnitten wurde, sie greift zu den Brotstücken und steckt sich diese in den Mund	Frühstücks-situation weiter so gestalten, da alleine Essen für sie immer schwieriger wird

Fallbeispiel Herr O.:

Herr O. ist halbseitig gelähmt durch einen Schlaganfall.

Negative Emotionen:

Datum Kürzel	Angebot	Form	Zeitl. Rahmen	Ziel	Selbst-ständig-keit	Emotion	Weiteres Vorgehen
23.11.19 SH	Unter-stützung Alltags-praxis/ Mahlzei-tengestal-tung	EB	10 min	Unterstüt-zung und Be-schleunigung des Essvor-gangs.	+	Herr O. wird ärgerlich und fragt, ob man ihn für behin-dert halte	Alleine das Brot schnei-den und essen lassen

Angebotsbeispiel 2: Die Betreuungskraft bereitet dem Bewohner ein Handbad vor und führt dieses durch. So können im Anschluss von der Pflegekraft leichter die Fingernägel geschnitten werden.

Fallbeispiel Frau R.:

Frau R. hat eine Alzheimerdemenz im letzten Stadium, sie ist bettlägerig und schwerstpflegebedürftig.

Positive Emotionen:

Datum Kürzel	Angebot	Form	Zeitl. Rahmen	Ziel	Selbstständigkeit	Emotion	Weiteres Vorgehen
23.11.19 SH	Unterstützung Alltagspraxis/ Handbad	EB	5 min	Wohlbefinden auslösen, Erleichterung für die Pflegekraft	+ -	Frau R. wirkt beim Handbad und anschließenden Eincremen entspannt	Absprache mit Pflege: Vor Fingernägelschneiden Handbad durchführen

Fallbeispiel Frau L.:

Frau L. hat eine Demenz im mittelgradigen Stadium und ist mobil.

Negative Emotionen:

Datum Kürzel	Angebot	Form	Zeitl. Rahmen	Ziel	Selbstständigkeit	Emotion	Weiteres Vorgehen
23.11.19 SH	Unterstützung Alltagspraxis/ Handbad	EB	5 min	Wohlbefinden auslösen, Erleichterung für die Pflegekraft	+ -	Frau L., wirkt angespannt. Sie stößt das Handbad um und sagt: „Das will ich nicht."	Kein Handbad mehr. Vor dem Fingernägelschneiden nur Hände waschen

3.4.12 Einkaufen

Einkaufen: gelebter Alltag

Für mobile Senioren ist es meist eine schöne Abwechslung, in ein Geschäft zu gehen und einzukaufen. Das erinnert sie an frühere Zeiten und gibt ihnen das Gefühl: „Ich kann noch was, ich kann für mich selbst sorgen."

Angebote aus dem Tätigkeitsbereich Einkaufen:

- Hilfestellung beim Einkauf
- Hilfestellung beim Bezahlen
- Hin- und Rücktransport
- Einkauf von Kleidung, Lebensmitteln, Hygieneartikel etc.

Ziele für das Einkaufen:

- Soziale Teilhabe
- Abwechslung
- Erweiterung der Orientierung

Wenn das Einkaufen von Betreuungskräften begleitet wird, geschieht das entweder als Einzelbetreuung oder im Gruppenkontext.

Dokumentation für das Angebot Einkaufen im Gruppenkontext

Angebotsbeispiel 1: Drei Senioren des Altenpflegeheims werden von einer Betreuungskraft in das naheliegende Einkaufszentrum begleitet. Hier dürfen die Bewohner Lebensmittel kaufen, die sie gerne zusätzlich zur „Heimkost" essen.

Fallbeispiel Herr B.:

Herr B. hat ein Korsakow-Syndrom mit einer Kurzzeitgedächtnisstörung.

Positive Emotion:

Datum Kürzel	Angebot	Form	Zeitl. Rahmen	Ziel	Selbstständigkeit	Emotion	Weiteres Vorgehen
23.11.19 SH	Einkaufen im Einkaufszentrum	GB	1 h	Abwechslung zum Heimkontext bieten, Lebensfreude erhöhen	+	Herr B. wirkt ausgelassen, er macht Witze und Späße. Besonders schäkert er mit den Damen	Einkaufen öfter ermöglichen

Fallbeispiel Herr K.:

Herr K. hat eine Anfangsdemenz ohne motorische Einschränkungen.

Negative Emotion:

Datum Kürzel	Angebot	Form	Zeitl. Rahmen	Ziel	Selbstständigkeit	Emotion	Weiteres Vorgehen
23.11.19 SH	Einkaufen im Einkaufszentrum	GB	1,5 h	Abwechslung zum Heimkontext bieten	+ -	Herr K. betont immer wieder, dass er „ja gar nicht mitwollte" und „gezwungen wurde"	Nicht mehr mitnehmen

Dokumentation für das Angebot Einkaufen im Einzelbetreuungskontext

Angebotsbeispiel 1: Der Teilnehmer wird beim Einkauf in einem Schuhgeschäft begleitet.

Fallbeispiel Frau A.:

Frau A. hat eine ausgeprägte Polyarthrose. Das führt zu einer starken Bewegungseinschränkung, da sie starke Schmerzen bei Bewegung hat.

Positive Emotionen:

Datum Kürzel	Angebot	Form	Zeitl. Rahmen	Ziel	Selbst-ständig-keit	Emotion	Weiteres Vorgehen
23.11.19 SH	Einkau-fen/Schu-he	EB	2 h	Aktivierung, Verbesserung der emotiona-len Lage	+	Frau A. wirkt beim Schuh-kauf glück-lich. Danach möchte sie noch einen Kaffee trinken gehen	Öfters Ein-kaufsbummel mit Kaffee-trinken extern planen

Fallbeispiel Frau M.:

Frau M. hat eine Altersdepression und ist gangunsicher.

Negative Emotionen:

Datum Kürzel	Angebot	Form	Zeitl. Rahmen	Ziel	Selbst-ständig-keit	Emotion	Weiteres Vorgehen
23.11.19 SH	Einkaufen Schuhe	EB	1 h	Aktivierung, Verbesserung der emotiona-len Lage	+ -	Frau M. wirkt beim Schuh-kauf unruhig und überfor-dert	Beim nächs-ten Mal soll-ten Schuhe bestellt und im Wohn-heim anpro-biert werden

3.4.13 Gottesdienste

Halt durch Rituale

Glaube und Religiosität sind für viele Menschen eine Hilfe in der Not, ein Anker, der Halt gibt, und etwas, das eine Perspektive bietet. Es ist wichtig, dass Senioren, die gläubig sind, eine Möglichkeit haben, dies in Veranstaltungen wie Gottesdiensten auszuleben. Wenn der Glaube in der Biografie verankert und ritualisiert ist, werden Gottesdienste von den Senioren meist gerne besucht. Sie bieten eine feierliche und heilbringende Abwechslung zu anderen Veranstaltungen.

Angebote aus dem Tätigkeitsbereich Gottesdienste:

- Transfers zum Gottesdienst und wieder zurück
- Begleitung des Gottesdienstes
- Aktive Mitgestaltung des Gottesdienstes

Ziele von Gottesdiensten:

- Geistliche Perspektive
- Pflege von Ritualen
- Soziale Teilhabe
- Abwechslung
- Wohlbefinden steigern

Dieses Angebot findet nur im Gruppenkontext statt.

Angebotsbeispiel 1: Jeden Mittwochmorgen kommen abwechselnd der katholische und der evangelische Pfarrer ins Altenpflegeheim, um einen Gottesdienst abzuhalten. Eingeladen ist jeder Bewohner, der Interesse daran hat. Es wird viel gesungen und es gibt immer einen kurzen geistlichen Impuls.

Fallbeispiel Frau M.:

Frau M. hat eine Altersdepression und ist gangunsicher.

Positive Emotion:

Datum Kürzel	Angebot	Form	Zeitl. Rahmen	Ziel	Selbstständigkeit	Emotion	Weiteres Vorgehen
23.11.19 SH	Gottesdienst katholisch	GB	45 min	Wohlbefinden steigern, geistliche Perspektive	+	Frau M. wirkt ehrfürchtig und erfüllt vom Gottesdienst. Sie sagt, dass es schön war	Regelmäßige Teilhabe an Gottesdiensten, bes. katholisch, ermöglichen

Fallbeispiel Herr K.:

Herr K. hat eine Anfangsdemenz ohne motorische Einschränkungen.

Negative Emotion:

Datum Kürzel	Angebot	Form	Zeitl. Rahmen	Ziel	Selbstständigkeit	Emotion	Weiteres Vorgehen
23.11.19 SH	Gottesdienst evangelisch	GB	10 min	Wohlbefinden steigern, Abwechslung	+	Herr K. steht auf, als er mitbekommt, dass ein evangelischer Geistlicher den Gottesdienst gestaltet. Er sagt, er wolle nur in eine katholische Messe, er will nicht bleiben	Nur katholische Gottesdienste anbieten

3.4.14 Seelsorge

Unterstützung und Beistand am Lebensende

Seelsorge heißt im amerikanischen Englisch „pastoral care“, wodurch deutlich wird, dass es um eine persönliche religiöse Begleitung und Unterstützung geht. Wenn Betreuungskräfte die Senioren in Lebens- und Glaubenskrisen unterstützen und begleiten, dann spricht man von Seelsorge.
Im Alter rückt das Lebensende gefühlsmäßig nahe und „der Tod klopft an die Tür“. In dieser besonderen Lebenslage benötigen die Senioren möglicherweise Unterstützung und Beistand, der auf einem religiösen, spirituellen Fundament steht und bei der Lebensbilanzierung hilft. Die Grundlage für Seelsorge ist Solidarität und Mitgefühl.
Allerdings bedarf die Durchführung von Seelsorge fachliches Wissen, Kompetenz, Wahrnehmung für die eigene religiöse Einstellung und Sensibilität gegenüber den Senioren.

Angebote aus dem Tätigkeitsbereich Seelsorge:

- Durchführen von geistlichen und unterstützenden Gesprächen
- Vorlesen von geistlichen Büchern
- Gemeinsames Singen von geistlichen Liedern
- Gemeinsames Beten

Ziele von Seelsorge:

- Persönliche Hilfestellung
- Persönliche Erbauung und Zurüstung mit geistlichen und spirituellen Themen
- Einladung zur Lebensbilanzierung und persönlichen Orientierung
- Ermöglichen von emotionaler Stabilität

Seelsorge ist ein Angebot, das ausschließlich im Einzelbetreuungskontext stattfindet.

Angebotsbeispiel 1: Die Betreuungskraft bietet dem Teilnehmer an, aus der Bibel vorzulesen, um ihm persönliche Erbauung, Hilfe und Orientierung zu ermöglichen.

Fallbeispiel Frau M.:

Frau M. hat eine Altersdepression und ist gangunsicher.

Positive Emotionen:

Datum Kürzel	Angebot	Form	Zeitl. Rahmen	Ziel	Selbstständigkeit	Emotion	Weiteres Vorgehen
23.11.19 SH	Seelsorge/ Bibellese	EB	20 min	Geistliche Erbauung und Zurüstung	+	Frau M. wirkt befreit und entspannt	Wenn Frau M. besonders traurig wirkt, Bibellese durchführen

Fallbeispiel Herr O.:

Herr O. ist halbseitig gelähmt durch einen Schlaganfall.

Negative Emotionen:

Datum Kürzel	Angebot	Form	Zeitl. Rahmen	Ziel	Selbstständigkeit	Emotion	Weiteres Vorgehen
23.11.19 SH	Seelsorge/ Bibellese	EB	10 min	Einladung zur Lebensbilanzierung und persönlichen Orientierung		Herr O. wirkt gelangweilt und gleichgültig. Er wirkt, als ob er nicht zuhöre und mit seinen Gedanken woanders sei	Erkundigen, ob geistliche Themen für ihn wichtig sind

Angebotsbeispiel 2: Der Teilnehmer bittet die Betreuungskraft, mit ihm ein Gebet zu sprechen.

Fallbeispiel Herr K.:

Herr K. hat eine Anfangsdemenz ohne motorische Einschränkungen.

Positive Emotionen:

Datum Kürzel	Angebot	Form	Zeitl. Rahmen	Ziel	Selbst-ständig-keit	Emotion	Weiteres Vorgehen
23.11.19 SH	Seelsorge/ Gebet	EB	5 min	Emotionale Stabilität	+	Herr K. wirkt beim gemeinsamen Gebet und auch danach entspannt und ruhig	Immer wieder die Möglichkeit zum gemeinsamen Gebet anbieten

3.5 Unterstützung der versorgten Person in der Eingewöhnungsphase nach dem Umzug, Begleitung in der Eingewöhnungsphase

So unterstützen Sie in der Eingewöhnungsphase

Wenn eine Person in eine Altenpflegeeinrichtung zieht oder beginnt, Zeit in einer Tagespflege zu verbringen, ist das ein einschneidendes Erlebnis. Eventuell fühlt es sich für sie so an, als ob Autonomie und Selbstbestimmung an der Tür abgegeben werden müssten.
In dieser Orientierungsphase zum Neubeginn des „letzten Lebensabschnittes" benötigen die Senioren oft emotionale Begleitung von den Betreuungsassistenten.

Angebote aus dem Tätigkeitsbereich Begleitung in der Eingewöhnungsphase:

- Hilfestellung beim Einrichten des Bewohnerzimmers
- Begleitung beim Kennenlernen der neuen Räumlichkeiten und des Geländes
- Hilfestellung bei der Kontaktaufnahme zu anderen Bewohnern
- Gespräche führen

Ziele der Begleitung bei der Eingewöhnung:

- Unterstützung bei der Eingewöhnung
- Verbesserung der emotionalen Stabilität
- Aufbau einer Vertrauensbeziehung
- Heranführen an neue soziale Kontakte

Dieses Angebot wird als Einzelbetreuung dokumentiert.

Angebotsbeispiel 1: Die Betreuungskraft zeigt dem Teilnehmer die Räumlichkeiten und Gegebenheiten des Wohnheimes kurz nach Einzug.

Fallbeispiel Herr K.:

Herr K. hat eine Anfangsdemenz ohne motorische Einschränkungen.

Positive Emotionen:

Datum Kürzel	Angebot	Form	Zeitl. Rahmen	Ziel	Selbstständigkeit	Emotion	Weiteres Vorgehen
23.11.19 SH	Begleitung Eingewöhnung	EB	30 min	Aufbau einer Vertrauensbeziehung, Unterstützung	+	Bei dem Rundgang durch das Haus wirkt Herr K. interessiert und neugierig. Er sagt, er sei dankbar, dass er nicht mehr alleine leben müsse	Weiterhin viele Gespräche und Unterstützung geben

Fallbeispiel Frau M.:

Frau M. hat eine Altersdepression und ist gangunsicher.

Negative Emotionen:

Datum Kürzel	Angebot	Form	Zeitl. Rahmen	Ziel	Selbstständigkeit	Emotion	Weiteres Vorgehen
23.11.19 SH	Begleitung Eingewöhnung	EB	20 min	Unterstützung der Eingewöhnung	+ -	Frau M. fängt während des Rundgangs an zu weinen und sagt, dass sie sich schrecklich einsam fühle und hier bestimmt nichts besser wird	Herausfinden, was ihr guttut, wo ihre Interessen liegen, und damit verstärkt arbeiten

Angebotsbeispiel 2: Die Betreuungskraft lädt den Teilnehmer ein, das Gruppenangebot: „Bewegungsrunde" wahrzunehmen, und begleitet ihn zu dem entsprechenden Angebot.

Fallbeispiel Herr B.:

Herr B. hat ein Korsakow-Syndrom mit einer Kurzzeitgedächtnisstörung.

Positive Emotionen:

Datum Kürzel	Angebot	Form	Zeitl. Rahmen	Ziel	Selbstständigkeit	Emotion	Weiteres Vorgehen
23.11.19 SH	Begleitung Gruppenangebot	EB	10 min	Heranführen an neue soziale Kontakte	+	Als Herr B. gefragt wird, ob er zur Bewegungsrunde möchte, willigt er ein und wird zu dem Angebot begleitet. Dabei wirkt er neugierig und interessiert	Weitere Unterstützung durch Begleitung in die Gruppenangebote.

Fallbeispiel Herr O.:

Herr O. ist halbseitig gelähmt durch einen Schlaganfall.

Negative Emotionen:

Datum Kürzel	Angebot	Form	Zeitl. Rahmen	Ziel	Selbstständigkeit	Emotion	Weiteres Vorgehen
23.11.19 SH	Begleitung Gruppenangebot	EB	10 min	Heranführen an neue soziale Kontakte, Aktivität und Beweglichkeit steigern	+ -	Herr O. verweigert die Begleitung zum Gruppenangebot. Er sagt: „Da will ich nicht hin." Er wirkt unruhig und unsicher	Erst mal nur Einzelangebote, bis er sicherer ist und sich Gruppenangebote zutraut

3.6 Überleitung bei Krankenhausaufenthalten, Begleitung von Arztbesuchen oder Krankenhausaufenthalten/-besuchen

Arztbesuche ganz einfach dokumentieren

Arztbegegnungen stehen auf dem wöchentlichen Routineprogramm von Senioren in Pflegeeinrichtungen. Manchmal ist es nicht möglich, dass der Arzt die Einrichtung besucht und die Senioren müssen zur Untersuchung in die Arztpraxis oder ins Krankenhaus. Nicht immer können Angehörige diese Fahrten übernehmen oder begleiten. Vielen Senioren gibt die Begleitung durch eine Betreuungskraft zu Ärzten oder ins Krankenhaus Sicherheit.

Ziele Begleitung zum Arztbesuch:

- Angstreduzierung
- Sicherheit geben
- Unterstützung erfahren

Die Begleitung zum Arzt findet normalerweise im Einzelbetreuungskontext statt.

Angebotsbeispiel 1: Der Bewohner des Altenpflegeheims wird zum Zahnarzt begleitet.

Fallbeispiel Frau M.:

Frau M. hat eine Altersdepression und ist gangunsicher.

Positive Emotionen:

Datum Kürzel	Angebot	Form	Zeitl. Rahmen	Ziel	Selbstständigkeit	Emotion	Weiteres Vorgehen
23.11.19 SH	Zahnarztbesuch	EB	1,5h	Angstreduzierung, Unterstützung	+	Frau M. ist dankbar für die Begleitung zum Zahnarzt. Sie sagt, sie habe so keine Angst mehr	In 2 Wochen steht eine weitere Behandlung an, auch dabei begleiten

Fallbeispiel Herr O.:

Herr O. ist halbseitig gelähmt durch einen Schlaganfall.

Negative Emotionen:

Datum Kürzel	Angebot	Form	Zeitl. Rahmen	Ziel	Selbstständigkeit	Emotion	Weiteres Vorgehen
23.11.19 SH	Zahnarztbesuch	EB	5 min	Unterstützung	-	Herr O. weigert sich vehement, mit zum Zahnarzt zu gehen. Er krallt sich am Stuhl fest. Er wirkt verängstigt und stuhlt sich ein	Zahnarzt muss ins Haus kommen

3.7 Unterstützung von versorgten Personen mit herausforderndem Verhalten

3.7.1 Maßnahmen bei herausforderndem Verhalten

Gründe für herausforderndes Verhalten

Herausforderndes Verhalten kann definiert werden als Verhalten, das für andere Menschen nicht leicht zu ertragen ist. Das Verhalten entspricht nicht den „normalen Verhaltensregeln" unserer Gesellschaft. Meistens wird dieses Verhalten zu einem Problem für alle Menschen, die sich im Umfeld einer Person befinden oder mit ihr arbeiten.
Sehr häufig findet man herausforderndes Verhalten bei Menschen mit Demenz. Das könnte daran liegen, dass die Demenz den Bewertungskontext eines Sachverhaltes oder die emotionale Kontrolle zerstört. Die Menschen sind starken Empfindungen ausgesetzt, die sie oft nicht mehr verbalisieren und kontrollieren können. Ein weiterer Aspekt könnte sein, dass MmD ihre Körperwahrnehmung im Laufe der Erkrankung verlieren und so Stimulationsreize suchen, was schnell zu Zwangsverhalten führen kann. Das bedeutet, der MmD sucht sich Stimulationsreize aufgrund einer Unterversorgung der eigenen Körperwahrnehmung und kann damit nicht mehr aufhören, da diese Stimulation in ihm Wohlbefinden auslöst.
Ein anderer Aspekt könnte sein, dass MmD die jetzige Realität nicht verstehen können. Sie wissen nicht, wo sie sind oder warum sie dort sind.

Herausforderndes Verhalten zeigt sich in:

- Hinlauftendenz
- Schreien, Rufen, Tönen
- Echolalie (wiederholende Worte oder Sätze)
- Nesteln, Wischen, Kramen
- Schlagen, Beißen
- Übermäßige Emotionen (anhaltendes Weinen)
- Enthemmtes Verhalten
- Apathie, bewusste Verweigerung
- Halluzinationen und Wahn

Angelehnt an die DGPPN/DGN-S3-Leitlinie zur Klassifizierung von herausforderndem Verhalten bei Demenz.

Angebote aus dem Tätigkeitsbereich Maßnahmen bei herausforderndem Verhalten:

- Kommunikative Methoden einsetzen (Validation, IVA)
- Körperliche Betätigungen zur Wahrnehmungsförderung
- Unterstützung in Alltagshandlungen
- Beachten von Bedürfnissen
- Verständnis zeigen
- Minimieren von Auslösern von herausforderndem Verhalten

Ziele des Angebotes Maßnahmen bei herausforderndem Verhalten:

- Sicherheit geben
- Stabilität geben
- Reduzierung von herausforderndem Verhalten
- Kompensation von herausforderndem Verhalten
- Ablenkung von herausforderndem Verhalten
- Entspannte Atmosphäre schaffen
- Wohlbefinden ermöglichen

Maßnahmen bei herausforderndem Verhalten finden normalerweise im Einzelbetreuungskontext statt.

Fallbeispiel Frau L.:

Frau L. hat eine Demenz im mittelgradigen Stadium und ist mobil.

Situationsbeschreibung: Frau L. räumt fortwährend alle Gegenstände im Wohnbereich um und sortiert diese an neue Plätze. Es herrscht Chaos im Wohnbereich.

Datum Kürzel	Angebot	Form	Zeitl. Rahmen	Ziel	Selbstständigkeit	Emotion	Weiteres Vorgehen
23.11.19 SH	Betätigung zur Wahrnehmungsförderung	EB	15 min	Kompensation von herausforderndem Verhalten	+	Als Frau L. die Kramtasche gereicht bekommt, unterbricht sie ihre Aufräumarbeiten und beschäftigt sich mit der Tasche	Immer wieder Tasche reichen

Fallbeispiel Frau R.:

Frau R. hat eine Alzheimerdemenz im letzten Stadium, sie ist bettlägerig und schwerstpflegebedürftig.

Situationsbeschreibung: Im Flur unterhalten sich zwei Senioren laut mit ihren Angehörigen. Die Zimmertür von Frau R. ist nur angelehnt. Frau R. fängt an, gellend zu schreien, und wirkt angespannt und verängstigt.

Datum Kürzel	Angebot	Form	Zeitl. Rahmen	Ziel	Selbstständigkeit	Emotion	Weiteres Vorgehen
23.11.19 SH	Minimieren von Auslösern von herausforderndem Verhalten	EB	5 min	Entspannte Atmosphäre schaffen, Sicherheit geben	+ -	Frau R. schreit anhaltend aufgrund lauter Gespräche im Flur. Als die Tür geschlossen wird, beruhigt sie sich	Tür im Vorfeld schließen und um Ruhe bitten

3.7.2 Milieugestaltung und Orientierungshilfen

„Der Demenzkranke kann sich seiner Umgebung nicht anpassen, deshalb muss sich die Umgebung an den altersverwirrten Menschen anpassen."
Dr. Jan Wojnar

So schaffen Sie eine angenehme Umgebung: Angebote und Ziele

Altenpflegeeinrichtungen entsprechen meistens nicht dem gewohnten häuslichen Umfeld. Je stärker eine demenzielle Erkrankung fortschreitet, umso weniger wahrscheinlich ist es, dass der Betroffene sich im Heim wohl und zu Hause fühlt. Daher zielen die Maßnahmen zur Milieugestaltung darauf ab, die Umwelt, also den Wohnbereich, so zu gestalten, dass der Betroffene sich wohlfühlt.

Angebote aus dem Tätigkeitsbereich Milieugestaltung und Orientierungshilfen:

- Personenorientierte Milieugestaltung
- Orientierungshilfen ermöglichen

Ziele des Angebotes Milieugestaltung und Orientierungshilfen:

- Sicherheit geben
- Stabilität geben
- Entspannte Atmosphäre schaffen
- Wohlbefinden ermöglichen

Fallbeispiel Herr B.:

Herr B. hat ein Korsakow-Syndrom mit einer Kurzzeitgedächtnisstörung.

Situationsbeschreibung: Herr B. läuft in der ersten Woche nach seinem Umzug im Wohnbereich herum und findet sich offensichtlich nicht zurecht. Er läuft und läuft, hat einen roten Kopf und wirkt aufgeregt. Es scheint, als wisse er nicht, wo er ist.

Datum Kürzel	Angebot	Form	Zeitl. Rahmen	Ziel	Selbstständigkeit	Emotion	Weiteres Vorgehen
23.11.19 SH	Orientierungshilfen anbringen (Bilder und Tagesplan)	EB	15 min	Räumliche Orientierung	+ -	Als Herr B. ein Foto von sich selbst an seine Bewohnertür geklebt bekommt und die Betreuungskraft mit ihm einen Tagesplan bespricht, wirkt er sicherer und ruhiger	Jeden Tag Tagesplan besprechen und ihm visualisiert geben

Fallbeispiel Herr O.:

Herr O. ist halbseitig gelähmt durch einen Schlaganfall.

Situationsbeschreibung: Herr O. sitzt seit Stunden weinend und verzweifelt in seinem Zimmer. Jeden Mitarbeiter schickt er unhöflich hinaus. Als die Betreuungskraft mit einem großen bunten Blumenstrauß in sein Zimmer kommt, beruhigt er sich. Er erzählt, dass er so sehr seinen großen Garten vermisse und dass die Blumen ihn an bessere Zeiten erinnern würden.

Datum Kürzel	Angebot	Form	Zeitl. Rahmen	Ziel	Selbstständigkeit	Emotion	Weiteres Vorgehen
23.11.19 SH	Milieugestaltung Blumenstrauß	EB	10 min	Kompensation, Freude, Wohlbefinden	+ -	Herr O. wirkt freudiger und entspannter, als er einen Blumenstrauß gereicht bekommt	Mehr Gartenmaterialien mit Gesprächen verknüpfen

3.8 Biografieorientierte Unterstützung, Biografiearbeit (Mindmap)

„Es kommt nicht darauf an, dem Leben mehr Jahre zu geben, sondern den Jahren mehr Leben zu geben."
Alexis Carrel

Lernen Sie die Lebensgeschichte Ihrer Bewohner kennen

Biografiearbeit ist eine Methode, die eine Grundlage für Solidarität und Verständnis für den Senior schaffen kann. Sie bietet die Möglichkeit, durch die Kenntnis der Lebensgeschichte die Vorlieben, die Gewohnheiten und den Menschen mit seinem persönlichen Hintergrund kennenzulernen und in seiner jetzigen Situation besser zu verstehen.

Durch biografisches Arbeiten können die älteren Menschen dahingehend unterstützt werden, dass sie sich in ihrer eigenen Erinnerung wieder zu Hause fühlen, Vergangenes neu ordnen, lebensgeschichtliche Inhalte bewerten, wiederbeleben und vielleicht verarbeitet werden können.

Besonders bei MmD ist es wichtig, die Biografie zu kennen. Aufgrund der Erkrankung werden Erinnerungen aus neuster Zeit nicht mehr gespeichert. Je weiter die Erkrankung fortschreitet, umso mehr Gedächtnisinhalte werden gelöscht. Das erklärt, warum Frau L. wieder zu ihren Kindern nach Hause möchte. Sie glaubt, sie wäre 30 Jahre alt, die Kinder klein und versorgungspflichtig. Den jetzigen Realitätskontext, dass sie 81 Jahre alt ist, kann sie nicht erfassen, sie lebt in der Zeit, als ihre Kinder noch klein waren.

Um Frau L. sensibel und effektiv zu begegnen, ist die Kenntnis ihrer Biografie unabdingbar. Nur so kann sie dort „abgeholt werden, wo sie steht", nämlich in ihrer Welt.

Angebote aus dem Tätigkeitsbereich Biografiearbeit:

- Durchführung des Gespräches mittels Biografiebögen
- Durchführung eines biografieorientierten Gespräches
- Biografieerhebung (Biografiebrief, Themenkisten, Landkarten/Stadtpläne, Einsatz von Musik/Geräuschen oder Düften)
- Darstellung der Biografie (Zeitstrahl, Lebenslinie, Lebensbaum, Mindmap, Lebensweg, Fotoalbum)
- Biografische Spiele

Ziele des Angebotes Biografiearbeit:

- Verstehen von Bedürfnissen und Wünschen
- Beziehungsbildung
- Ermittlung von Ressourcen
- Stärkung der Identität
- Aufbau von Vertrauen und Sicherheit
- Erweiterung der Kommunikation

Biografiearbeit wird meistens in der Einzelbetreuung durchgeführt, da die Thematik persönlich und sensibel ist. Bei einer homogenen Gruppe kann Biografiearbeit auch im Gruppenkontext stattfinden.

Dokumentation für das Angebot Biografiearbeit im Gruppenkontext

Angebotsbeispiel 1: In einer homogenen Gruppe von vier Teilnehmern mit Menschen mit gleichem kognitivem Status erarbeitet jeder mit unterschiedlichen Materialien eine Collage zu seinem Lebensmotto. Anschließend dürfen die Teilnehmer berichten.

Fallbeispiel Frau A.:

Frau A. hat eine ausgeprägte Polyarthrose. Das führt zu einer starken Bewegungseinschränkung, da sie starke Schmerzen bei Bewegung hat.

Positive Emotion:

Datum Kürzel	Angebot	Form	Zeitl. Rahmen	Ziel	Selbstständigkeit	Emotion	Weiteres Vorgehen
23.11.19 SH	Biografiearbeit/ Collagen	GB	30 min	Stärkung der Identität	+	Frau A. wirkt bei der Erstellung und beim Vorstellen der Collagen offen und motiviert	Das Angebot im ähnlichen Kontext wiederholen

Fallbeispiel Herr O.:

Herr O. ist halbseitig gelähmt durch einen Schlaganfall.

Negative Emotion:

Datum Kürzel	Angebot	Form	Zeitl. Rahmen	Ziel	Selbstständigkeit	Emotion	Weiteres Vorgehen
23.11.19 SH	Biografiearbeit/ Collagen	GB	5 min	Stärkung der Identität	-	Herr O. verlässt nach kurzer Zeit die Gruppe mit dem Satz: „Euch geht das nix an." Dabei wirkt er ärgerlich und streitlustig	Biografiearbeit nur im Einzelkontext

Dokumentation für das Angebot Biografiearbeit im Einzelbetreuungskontext

Angebotsbeispiel 1: Die Betreuungskraft bietet dem Teilnehmer an, sein Leben als Baum aufzuzeichnen. Ein großer Stamm behängt mit Blättern stellt das Leben dar, jedes Blatt steht für ein Lebensereignis.

Fallbeispiel Herr K.:

Herr K. hat eine Anfangsdemenz ohne motorische Einschränkungen.

Positive Emotionen:

Datum Kürzel	Angebot	Form	Zeitl. Rahmen	Ziel	Selbstständigkeit	Emotion	Weiteres Vorgehen
23.11.19 SH	Biografiearbeit/ Erstellen eines Biografiebaums	EB	20 min	Stärkung der Identität, Beziehungsbildung	+	Herr K. wirkt bei der Arbeit ehrfürchtig und dankbar. Er sagt: „Ich freue mich über die Möglichkeit, mein Leben festzuhalten."	Weiter solche Angebote mit ihm gestalten, bspw. Biografiebuch

Fallbeispiel Frau M.:

Frau M. hat eine Altersdepression und ist gangunsicher.

Negative Emotionen:

Datum Kürzel	Angebot	Form	Zeitl. Rahmen	Ziel	Selbstständigkeit	Emotion	Weiteres Vorgehen
23.11.19 SH	Biografiearbeit/ Erstellen eines Biografiebaums	EB	10 min	Stärkung der Identität, Verstehen von Bedürfnissen und Wünschen	+-	Frau M. wirkt beim Erstellen des Biografiebaums traurig und bekümmert. Sie sagt: „Mein Leben ist schlimm, ich habe alles verloren."	Erst mal keine Biografiearbeit mehr, sondern Angebote, die ihr Spaß und Freude machen, sodass sie aus ihrer Depression herausgeholt wird, wie kreative Techniken

3.9 Begleitung Sterbender und ihrer Angehörigen

3.9.1 Sterbebegleitung

Bei der Sterbebegleitung geht es darum, Menschen in den letzten Tagen und Stunden vor ihrem Tod Beistand zu leisten und sie beim Sterben zu begleiten. Wenn Betreuungskräfte Sterbende begleiten, sollten immer die Bedürfnisse des Sterbenden im Vordergrund stehen. Dies können körperliche, psychische, soziale und spirituelle Bedürfnisse sein. Das Angebot orientiert sich immer danach, was für den Sterbenden wichtig, angenehm und leidmindernd ist.

Angebote und Ziele der Sterbebegleitung

Angebote aus dem Tätigkeitsbereich Sterbebegleitung:

- Wohltuende Massagen und Ausstreichungen
- Aromatherapie
- Vorlesen von Texten
- Zuhören
- Musik hören/singen

Ziele des Angebotes Sterbebegleitung:

- Linderung von Schmerzen
- Erkennen von Bedürfnissen/Wünschen
- Vermeidung des Gefühls „alleine zu sein"
- Geben von Halt und Sicherheit
- Ermöglichen von Entspannung

Angebotsbeispiel 1: Die Betreuungskraft singt beim Sterbeprozess eines Bewohners bekannte Lieder und hält ihm die Hand

Fallbeispiel Herr W.:

Herr W. hat Parkinson und liegt aufgrund einer Lungenentzündung im Sterben.

Datum Kürzel	Angebot	Form	Zeitl. Rahmen	Ziel	Selbstständigkeit	Emotion	Weiteres Vorgehen
23.11.19 SH	Sterbebegleitung/ Singen	EB	1 h	Geben von Halt und Sicherheit	+	Herr W. summt leise mit. Dabei wirkt er entspannt	Beim Sterbeprozess bis zum Eintritt des Todes weiter begleiten, hinterher mit den Angehörigen sprechen

Angebotsbeispiel 2: Im Sterbeprozess führt die Betreuungskraft eine Hand- und Fußmassage mittels Aromatherapieölen durch.

Fallbeispiel Herr W.:

Herr W. hat Parkinson und liegt aufgrund einer Lungenentzündung im Sterben.

Datum Kürzel	Angebot	Form	Zeitl. Rahmen	Ziel	Selbstständigkeit	Emotion	Weiteres Vorgehen
23.11.19 SH	Sterbebegleitung/ Hand- und Fußmassage mittels Aromatherapieölen	EB	1 h	Entspannung und Linderung von Schmerzen	+ -	Bei der Sterbebegleitung wirkt Herr W. plötzlich unruhig und ängstlich. Durch die Hand- und Fußmassage mittels Aromatherapieölen wird er ruhiger und scheint weniger Schmerzen zu empfinden	Solange der Sterbeprozess dauert, bei ihm sein und ihm Wohlbefinden ermöglichen

3.9.2 Angehörigenarbeit

Angehörige werden oft in den Betreuungskontext involviert und die Betreuungskräfte stehen im regen Austausch mit ihnen. Bei der Angehörigenarbeit ist eine sensible Kommunikation gefragt, da es für die Menschen oft schwer ist, den Vater, die Mutter, die Tante „alleine" im Heim zurückzulassen und sich einzugestehen, dass sie die Pflege und Betreuung nicht mehr leisten können. Auch der Rollenwechsel von der Kind- zur Erwachsenenebene ist für die Angehörigen nicht einfach. Ebenso ist der Abschied von dem alten Menschen ein emotional einschneidendes Erlebnis. Da brauchen Angehörige nicht selten eine emotionale Stütze und ein offenes Ohr.

Auch Angehörigenarbeit gehört zur sozialen Betreuung

Angebote aus dem Tätigkeitsbereich Angehörigenarbeit:

- Erklärungen geben
- Fragen beantworten
- Emotionale Stütze sein
- Zuhören

Ziele der Angehörigenarbeit:

- Integration der Angehörigen in den neuen Alltag
- Einbeziehung der Angehörigen in die Betreuung
- Einbeziehung des Wissens der Angehörigen, z. B. Biografie
- Stärkung und Stützung der emotionalen Lage der Angehörigen

Angehörigenarbeit bezieht sich normalerweise auf einen konkreten Menschen und findet meist im Gespräch zwischen Mitarbeitern und einem oder mehreren Angehörigen statt. Deshalb sollte sie als Betreuungsangebot im Einzelbetreuungskontext dokumentiert werden.

Angebotsbeispiel: Die Betreuungskraft fragt den Angehörigen nach den Vorlieben und Gewohnheiten des Seniors.

Fallbeispiel Herr O.:

Herr O. ist halbseitig gelähmt durch einen Schlaganfall.

Datum Kürzel	Angebot	Form	Zeitl. Rahmen	Ziel	Selbstständigkeit	Emotion	Weiteres Vorgehen
23.11.19 SH	Angehörigenarbeit/Gespräch	EB	20 min	Einbeziehung des Wissens der Angehörigen	+	Die Tochter von Herrn O. berichtet offen über die frühere Tagesgestaltung ihres Vaters. Dies wird in der Biografie vermerkt. Das Gespräch dient dazu, dass Herrn O.s Gewohnheiten und Vorlieben besser berücksichtigt werden können	Weitere Gespräche mit den Angehörigen führen und Erkenntnisse umsetzen

Angebotsbeispiel 2: Aufgelöst und weinend kommt eine Angehörige auf die Betreuungskraft zu und bittet um ein Gespräch.

Fallbeispiel Frau L:

Frau L. hat eine Demenz im mittelgradigen Stadium und ist mobil.

Datum Kürzel	Angebot	Form	Zeitl. Rahmen	Ziel	Selbstständigkeit	Emotion	Weiteres Vorgehen
23.11.19 SH	Angehörigenarbeit/Gespräch	EB	20 min	Stärkung der emotionalen Lage	+	Die Tochter von Frau L. wirkte traurig und niedergeschlagen und bat um ein Gespräch. Sie erzählte, dass sie große Schuldgefühle ihrer Mutter gegenüber hat, weil sie sie „abgegeben“ hat. Das Gespräch konnte sie in ihrer emotionalen Lage stärken und stützen	Beim nächsten Besuch der Tochter weiteres Gespräch anbieten

3.10 Interdisziplinäre Zusammenarbeit

Erfolgreiche Teamarbeit: Gemeinsam stark

Interdisziplinäre Zusammenarbeit ist nur als Zusammenarbeit mehrerer Berufsgruppen auf Augenhöhe effektiv und nachhaltig. Jede Berufsgruppe hat ihre Berechtigung und keine ist der anderen überlegen.
Die interdisziplinäre Zusammenarbeit sollte dokumentiert werden, da es in den Besprechungen, Teamsitzungen oder Einzelgesprächen stets um das Wohl der Senioren geht.

Tätigkeitsbereiche Interdisziplinäre Zusammenarbeit:

- Teambesprechung
- Fallbesprechungen
- Konzeptentwicklung

Ziele der interdisziplinären Zusammenarbeit:

- Erweiterung der Kompetenzen
- Zusammenarbeit im Team
- Verbesserung des Betriebsklimas
- Entwicklung gemeinsamer Pläne und Strategien
- Gemeinsamer Handlungskontext

Beispiel: In der Teamsitzung überlegen Pflegekräfte, Betreuungskräfte und Mitarbeiter der Hauswirtschaft gemeinsam, wie man die Essensgestaltung für Frau L. verbessern kann. Sie benötigt für das Verspeisen der Mittagsmahlzeit über eine Stunde. Das behindert die Abläufe der Hauswirtschaft.

Fallbeispiel Frau L.:

Frau L. hat eine Demenz im mittelgradigen Stadium und ist mobil.

Datum Kürzel	Angebot	Form	Zeitl. Rahmen	Ziel	Selbstständigkeit	Emotion	Weiteres Vorgehen
23.11.19 SH	Interdisziplinäre Zusammenarbeit/ Team	---	30 min	Gemeinsamer Handlungskontext, Zusammenarbeit im Team	+	Im Team wird überlegt, wie die Essenssituation für Frau L. verbessert werden kann. Sie benötigt einen neuen Sitzplatz und eine Begleitung beim Essen. Alle Stimmen werden gehört und es kommt zu einer gemeinsamen Strategie	Umsetzung der besprochenen Strategie

Platz für Notizen

4 Zusammenfassung und Nachschlagewerk

Zur schnellen Orientierung

Zum einfacheren Gebrauch und zum Nachschlagen finden Sie auf den kommenden Seiten eine Zusammenfassung der Angebote mit passenden Zielen. Diese Ziele sind nur eine kleine Auswahl. Es gibt zu den einzelnen Angeboten noch mehr Ziele, besonders individuellere. Diese Auswahl soll nur eine Anregung darstellen und eine Richtschnur bieten.
Sie finden aufgelistet die einzelnen Angebote unterteilt in die Qualitätsbereiche der neuen QPR.

4.1 Unterstützung bei der Mobilität und Selbstversorgung

Angebot	Ziele
Bewegungs-angebote	• Verbesserung der Körpererfahrung • Verbesserung der Gleichgewichtsfähigkeit • Verbesserung der Reaktionsfähigkeit • Erhöhung der Kraft • Verbesserung oder Erhalt der Bewegungsfähigkeit • Reduzierung der Angst vor Bewegung und Sturzfolgen • Soziale Teilhabe in der Gruppe • Freude an Bewegung wecken

4.2 Unterstützung bei Beeinträchtigung der Sinneswahrnehmung

Angebot	Ziele
Basale Stimulation	• Den eigenen Körper wieder erfahren • Kontakt mit der Außenwelt • Erleben von Sicherheit • Abwechslung vom homogenen Umfeld • Wohlbefinden • Lösen von muskulärer Anspannung

4.3 Unterstützung bei der Tagesstrukturierung, Beschäftigung und Kommunikation

Angebot	Ziele
Gedächtnis-training	• Erweiterung der Merkfähigkeiten (Aktivierung des Kurzzeit- oder Langzeitgedächtnisses) • Steigerung der Konzentrationsleistungen • Sensibilisierung der Wahrnehmung • Förderung des Wortschatzes • Aktivierung der Kreativität • Soziale Teilhabe in den Gruppen
Spiele	• Erweiterung der Konzentration und Aufmerksamkeit • Erweiterung des Kurzeit- und Langzeitgedächtnisses • Spaß und Freude • Erhaltung der motorischen Fähigkeiten • Orientierung • Soziale Teilhabe • Stärkung des Selbstbewusstseins
Kreatives Gestalten	• Erleben von sozialer Teilhabe • Wecken der Kreativität • Erwerb oder Erweiterung manueller Fähigkeiten • Freude und Spaß • Aktivieren des Langzeitgedächtnisses
Hauswirtschaftliche und handwerkliche Techniken, Gartenarbeit	• Förderung der manuellen Fähigkeiten • Förderung und Erhaltung sozialer Kontakte • Förderung der Kommunikation • Förderung und Erhaltung der Fein- und Grobmotorik • Aktivierung des Langzeitgedächtnisses • Förderung und Erhaltung der Konzentration • Steigerung des Selbstwertgefühls
Gespräche und Gesprächsrunden	• Soziale Teilhabe • Förderung der Kontaktaufnahme • Beziehungsgestaltung • Erweiterung sprachlicher Fähigkeiten, Kommunikationsfähigkeiten • Verminderung der Isolation • Erhalt des Langzeitgedächtnisses • Verbesserung der emotionalen Fähigkeiten
Tierbegegnung	• Betätigung auslösen • Verbesserung der emotionalen Grundstimmung • Aktivierung • Entspannung • Auslösen positiver Gefühle/Wohlbefinden • Verantwortung ermöglichen

Angebot	Ziele
10-Minuten-Aktivierung	• Erhalt von Wohlbefinden • Erhöhen der Lebensqualität • Steigerung Selbstwert- und Körpergefühl • Anknüpfung an das Langzeitgedächtnis • Auslösen von Betätigung • Interesse wecken, aktivieren
Singen und Musizieren	• Aktivierung • Verbesserung der emotionalen Lage • Wecken von Ressourcen des Langzeitgedächtnisses • Verbesserung der Lebensqualität • Erweiterung der Wahrnehmungsfähigkeit • Steigerung der Kommunikationsfähigkeit • Verbesserung des Körpergefühls
Vorlesen	• Erweiterung der Konzentration und Aufmerksamkeit • Anregung der Fantasie • Förderung der Ausgeglichenheit • Möglichkeit, von sich selbst wegzuschauen und in eine andere Welt einzutauchen
Veranstaltungen zum geselligen Treffen (Feste, Stammtisch, Frühschoppen)	• Soziale Teilhabe leben • Erweiterung der Kommunikationsfähigkeiten • Spaß und Freude ermöglichen • Abwechslung bieten
Unterstützung der Alltagspraxis	• Erleichterung von Alltagshandlungen • Begleitung und Unterstützung bei Alltagshandlungen • Betätigung auslösen • Selbstwertgefühl ermöglichen • Wohlbefinden auslösen
Begleitung beim Einkaufen	• Soziale Teilhabe • Abwechslung • Erweiterung der Orientierung
Gottesdienste	• Geistliche Perspektive • Pflege von Ritualen • Soziale Teilhabe • Abwechslung • Wohlbefinden steigern
Seelsorge	• Persönliche Hilfestellung • Persönliche Erbauung und Zurüstung mit geistlichen und spirituellen Themen • Einladung zur Lebensbilanzierung und persönlichen Orientierung • Ermöglichen von emotionaler Stabilität

4.4 Unterstützung in besonderen Bedarfs- und Versorgungssituationen

4.4.1 Unterstützung der versorgten Person in der Eingewöhnungsphase nach dem Einzug

Angebot	Ziele
Begleitung in der Eingewöhnungsphase	• Unterstützung bei der Eingewöhnung • Verbesserung der emotionalen Stabilität • Aufbau einer Vertrauensbeziehung • Heranführen an neue soziale Kontakte

4.4.2 Überleitung bei Krankenhausaufenthalten

Angebot	Ziele
Begleitung von Arztbesuchen oder Krankenhausbesuchen	• Angstreduzierung • Sicherheit geben • Unterstützung erfahren

4.4.3 Unterstützung von versorgten Personen mit herausforderndem Verhalten und psychischen Problemlagen

Angebot	Ziele
Maßnahmen bei herausforderndem Verhalten	• Sicherheit geben • Stabilität geben • Reduzierung von herausforderndem Verhalten • Kompensation von herausforderndem Verhalten • Ablenkung von herausforderndem Verhalten • Entspannte Atmosphäre schaffen • Wohlbefinden ermöglichen
Milieugestaltung und Orientierungshilfen	• Sicherheit geben • Stabilität geben • Entspannte Atmosphäre schaffen • Wohlbefinden ermöglichen

4.5 Bedarfsübergreifende fachliche Aspekte

Angebot	Ziele
Biografie-arbeit	• Verstehen von Bedürfnissen und Wünschen • Beziehungsbildung • Ermittlung von Ressourcen • Stärkung der Identität • Aufbau von Vertrauen und Sicherheit • Erweiterung der Kommunikation

4.6 Begleitung Sterbender und ihrer Angehörigen

Angebot	Ziele
Sterbebeglei-tung	• Linderung von Schmerzen • Erkennen von Bedürfnissen/Wünschen • Vermeidung des Gefühls „alleine zu sein" • Geben von Halt und Sicherheit • Ermöglichen von Entspannung
Angehörigen-arbeit	• Integration der Angehörigen in den neuen Alltag • Einbeziehung der Angehörigen in die Betreuung • Einbeziehung des Wissens der Angehörigen, z. B. Biografie • Stärkung und Stützung der emotionalen Lage der Angehörigen

4.7 Zusätzlich

Angebot	Ziele
Interdiszipli-näre Zusam-menarbeit	• Erweiterung der Kompetenzen • Zusammenarbeit im Team • Verbesserung des Betriebsklimas • Entwicklung gemeinsamer Pläne und Strategien • Gemeinsamer Handlungskontext

Ich hoffe, dass Ihnen die Erläuterungen und Beispiele in diesem Buch eine Hilfe sind, um Ihre Dokumentation effektiv und nachhaltig zu gestalten, und dass Sie das Vier-Punkte-System gut in der Praxis umsetzen können.

Wie bereits im Buch beschrieben bietet das Dokumentationssystem einige Vorteile:

- Sicherheit im Dokumentieren
- Kompetenz im Dokumentieren
- Sensibilisierung in Bezug auf die einzelnen Senioren/Teilnehmer der Angebote
- Zielerkennung der Angebote
- Evaluation des eigenen Arbeitens
- Professionalisierung des eigenen Arbeitens
- Transparenz im Team
- Umsetzung der neuen QPR

Ich wünsche mir für Sie, dass Ihnen das vielleicht „lästige Übel“, also das Dokumentieren der Leistungen der sozialen Betreuung, durch das Vier-Punkte-System leichter von der Hand geht und Sie einen effektiven Nutzen für Ihre Arbeit entdecken können.
Ich wünsche Ihnen viel Freude, Erfolg und vor allem Sicherheit bei der Dokumentation in Ihrem Arbeitsalltag.

Ihre Stefanie Helsper

Anhang

1.) Dokumentationsrahmen des Vier-Punkte-Systems

Datum Kürzel	Ange-bot	Form	Zeitl. Rah-men	Ziel	Selbst-stän-digkeit	Emotion	Weiteres Vorgehen

2.) Dokumentationsrahmen für Veränderungen bei einer Demenz

Veränderungen/Datum/ Kürzel									
Kognition									
Sprache									
Wahrnehmung									
Wesen									
Motorik									
Alltägliche Handlungen									

3.) Interessencheckliste

Tätigkeiten	Wurde früher gerne ausgeübt	Wird heute immer noch gerne ausgeübt	Ausübung ist heute noch möglich	Ausübung ist heute nicht mehr möglich
Handwerk				
Technik				
Handarbeiten				
Kreativität				
Musik hören				
Instrument spielen				
Lesen				
Rechnen				
Schreiben				
Gartenarbeiten				

Tätigkeiten	Wurde früher gerne ausgeübt	Wird heute immer noch gerne ausgeübt	Ausübung ist heute noch möglich	Ausübung ist heute nicht mehr möglich
Hauswirtschaftl. Tätigkeiten				
Sport/Bewegung				
Tiere				

4.) Dokumentationsbild der jetzigen Lebensrealität bei MmD

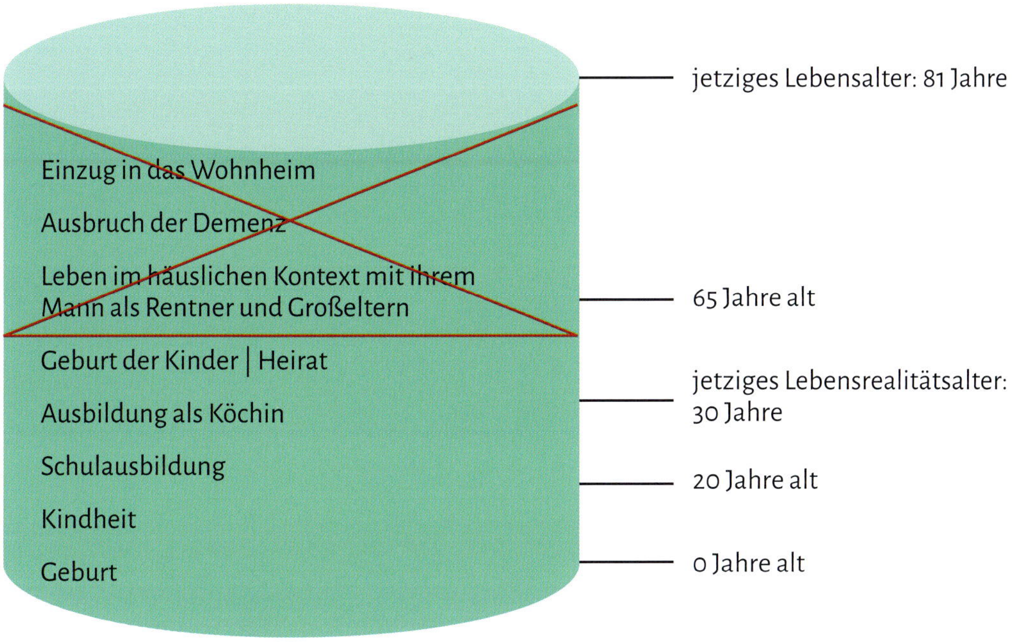